Christian Schmid

Apitherapie

Christian Schmid

Apitherapie

Heilquelle der Natur

Was uns Bienen für die Gesundheit schenken

Mit Bienenluftatmen

Leopold Stocker Verlag
Graz – Stuttgart

Umschlaggestaltung:
DSR Werbeagentur Rypka GmbH, 8143 Dobl/Graz, www.rypka.at
Titelbilder: Vorderseite: iStock.com/coopter1 ; Rückseite: 1. Bild oben links: beeWhisper, 3. Bild Mitte: IM H. P. Müllner; alle anderen Abbildungen: Christian Schmid.

Bildnachweis:
Alle Bilder wurden, so nicht anders angegeben, dem Verlag freundlicherweise vom Autor zur Verfügung gestellt.

Bibliografische Information der Deutschen Nationalbibliothek
Die Deutsche Nationalbibliothek verzeichnet diese Publikation in der Deutschen Nationalbibliografie; detaillierte bibliografische Daten sind im Internet unter http://dnb.d-nb.de abrufbar.

Hinweis: Dieses Buch wurde auf chlorfrei gebleichtem Papier gedruckt. Die zum Schutz vor Verschmutzung verwendete Einschweißfolie ist aus Polyethylen chlor- und schwefelfrei hergestellt. Diese umweltfreundliche Folie verhält sich grundwasserneutral, ist voll recyclingfähig und verbrennt in Müllverbrennungsanlagen völlig ungiftig.

Auf Wunsch senden wir Ihnen gerne kostenlos unser Verlagsverzeichnis zu:
Leopold Stocker Verlag GmbH
Hofgasse 5/Postfach 438
A-8011 Graz
Tel.: +43 (0)316/82 16 36
Fax: +43 (0)316/83 56 12
E-Mail: stocker-verlag@stocker-verlag.com
www.stocker-verlag.com

ISBN 978-3-7020-1955-6

Layout und Repro: DSR Werbeagentur Rypka GmbH, 8143 Dobl/Graz

INHALT

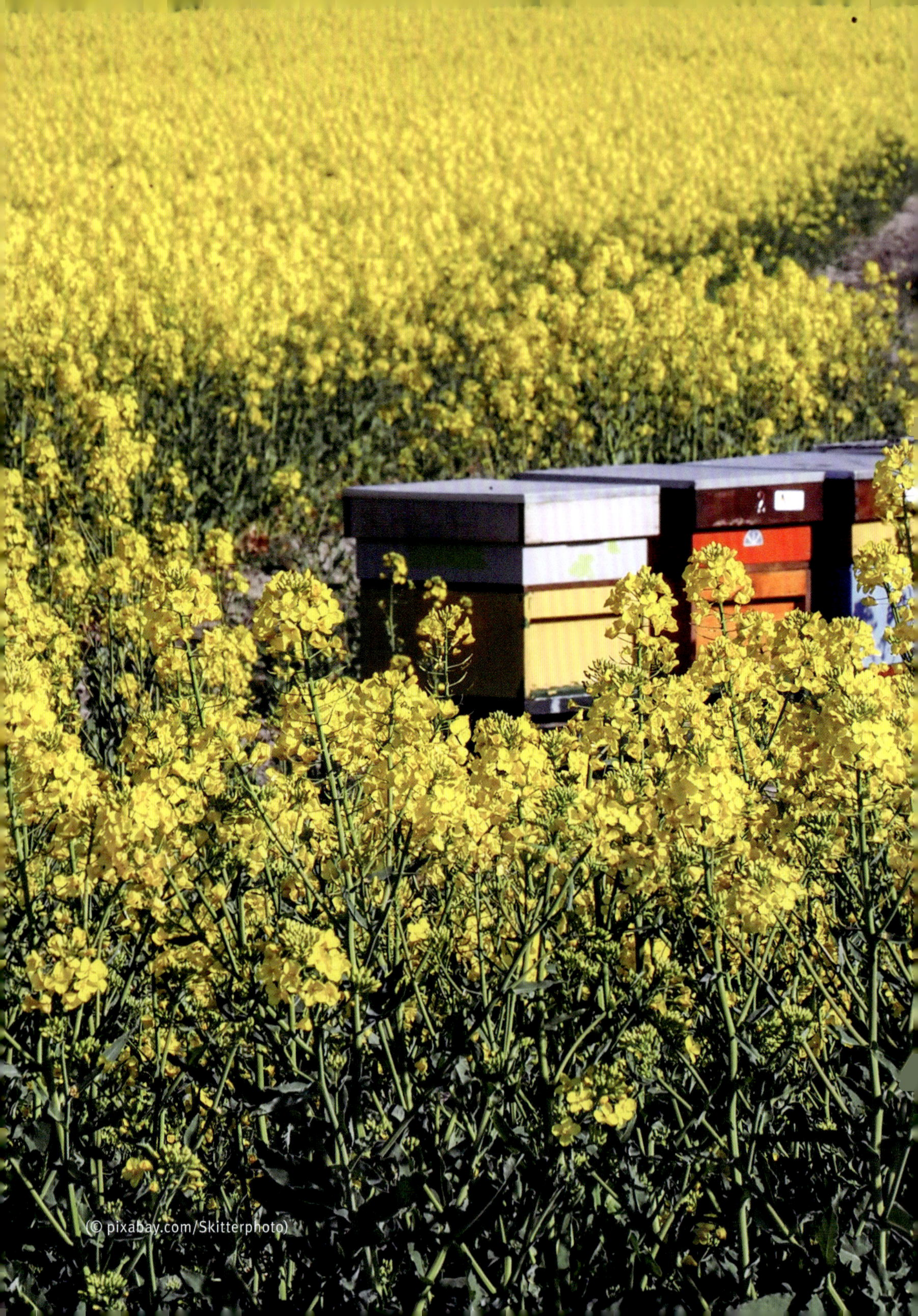
(© pixabay.com/Skitterphoto)

DANK

Meine Wertschätzung und meinen Dank möchte ich zum Ausdruck bringen, weil viele Freunde mich dazu motiviert haben, mich mit diesem Thema zu beschäftigen. Nur durch die Unterstützung Vieler entstand die Möglichkeit, diese Arbeit umzusetzen.

Als Erstes möchte ich unserem Vizepräsident des Niederösterreichischen Imkerverbandes, Johann Gruscher, meinen Dank aussprechen. Ohne seinen Impuls wäre dieses Werk nicht entstanden.

Meinen Lehrern in der Imkerei, Karl Stückler, Alois Spanblöchl und Wolfgang Oberrisser, verdanke ich nicht nur grundlegendes, sondern vertieftes Wissen über den Bien. Die lebendige Diskussion mit ihnen hat mich stets befruchtet.

Meinem Imkerfreund Mag. Adolf Böhm danke ich für sein Lektorat.

Letztendlich möchte ich besonders meiner lieben Frau Sonia danken, die mich immer in meinen Bemühungen unterstützt und unzählige innovative Ideen in unsere Imkerei eingebracht hat!

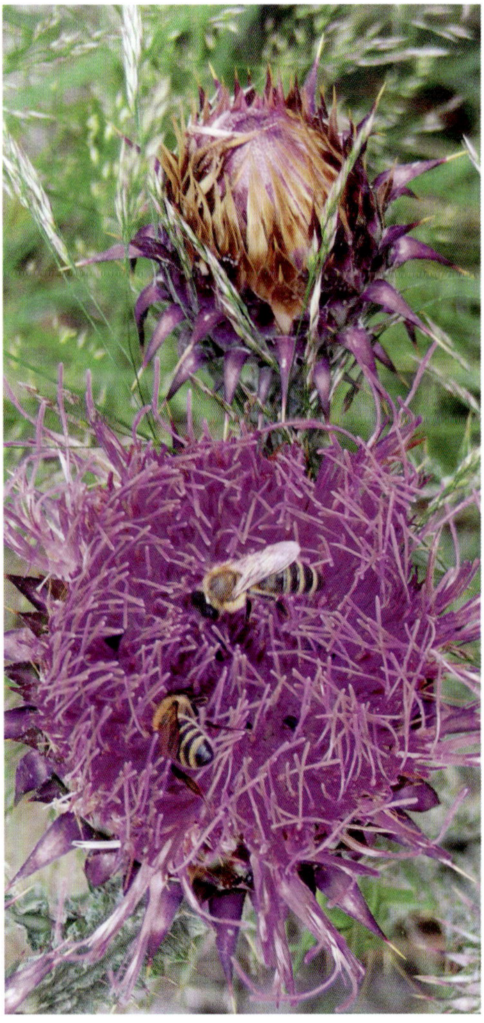

Carnica-Bienen auf der nickenden Distel – beide stechen, beides ist gesund!

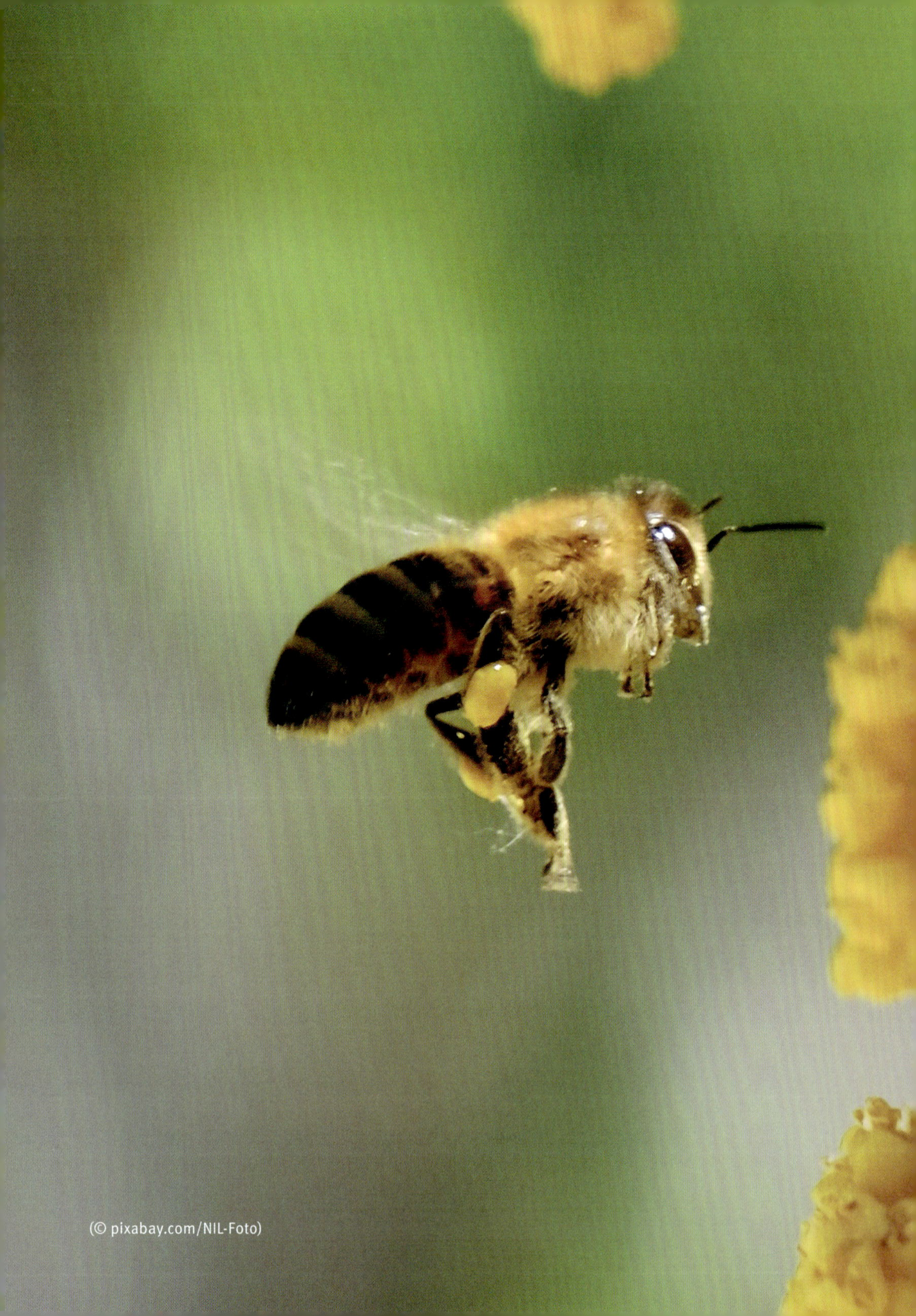

(© pixabay.com/NIL-Foto)

VORWORT

Als Leiter der Imkerschule Warth begleite ich Christian Schmid schon seit dem Jahr 2006. Als sich damals unsere Wege kreuzten, sah ich einen naturbegeisterten Menschen vor mir, der mit Wissensdrang und Neugierde alles in sich aufsog, was es zum Thema Biene und ihre Lebensweise zu lernen gab.

Nachdem Christian die Facharbeiterprüfung in unserem Haus abgelegt hatte, war es ihm ein Anliegen, seine imkerliche Kompetenz zu erweitern, und er begann mit der Ausbildung zum Imkermeister, die er im Jahr 2014 mit Auszeichnung abschloss.

In der Zwischenzeit führten ihn seine Studien zu den Spezialgebieten Apitherapie, biologische Bienenhaltung, biotechnische Bekämpfungsstrategien gegen die Varroamilbe und zu vielen anderen Themen rund um die Biene.

Sein Engagement, sein Wissen und seine Begeisterung weiterzugeben, zeigt sich nicht nur in vielen Projekten mit Kindern in Schulen und Kindergärten. Er ließ sich auch zum „Schule am Bauernhof"-Betrieb ausbilden, ist aktiv als Bildungspartner in der Lebensregion Biosphärenpark Wienerwald tätig, besucht Altenheime, Pfadfindergruppen, organisierte Ausstellungen zum Thema „Geschichte und die Herausforderungen der modernen Imkerei" und hat nebenbei noch einen prosperierenden Verein gegründet.

Als Gesundheitsreferent des Niederösterreichischen Imkerverbandes hat er Verantwortung im Verbandsleben übernommen.

Wir sind sehr dankbar dafür, dass er dennoch Zeit findet, in unserer Schule zu unterrichten. Mit Begeisterung gibt er auch in unseren Facharbeiter- und Meisterklassen seine Erkenntnisse aus den verschiedensten Bereichen apiistischen Wissens weiter.

Es ist nur ein logischer Schritt, seine Kompetenzen auch auf Vereinsebene zu vermitteln. Deshalb freue ich mich, dass er den Entschluss gefasst hat, die Ausbildung zum Wanderlehrer anzugehen, die eine schöne alte österreichische Tradition nicht nur am Leben erhält, sondern auch einen Gewinn für alle Imker in unserem Land darstellt.

Das vorliegende Werk ist eine gelungene Zusammenfassung seiner Vorträge über Apitherapie und stellt ein kleines Nachschlagewerk zur Nachlese dar.

Ich freue mich darüber, dass es jetzt auch gelungen ist, es der Öffentlichkeit als Buch zugänglich zu machen.

Ich wünsche ihm in seinen Studien alles Gute und freue mich, dass er bereit ist, sein Wissen mit uns zu teilen.

Karl Stückler, Imkerschule Warth,
im Dezember 2020

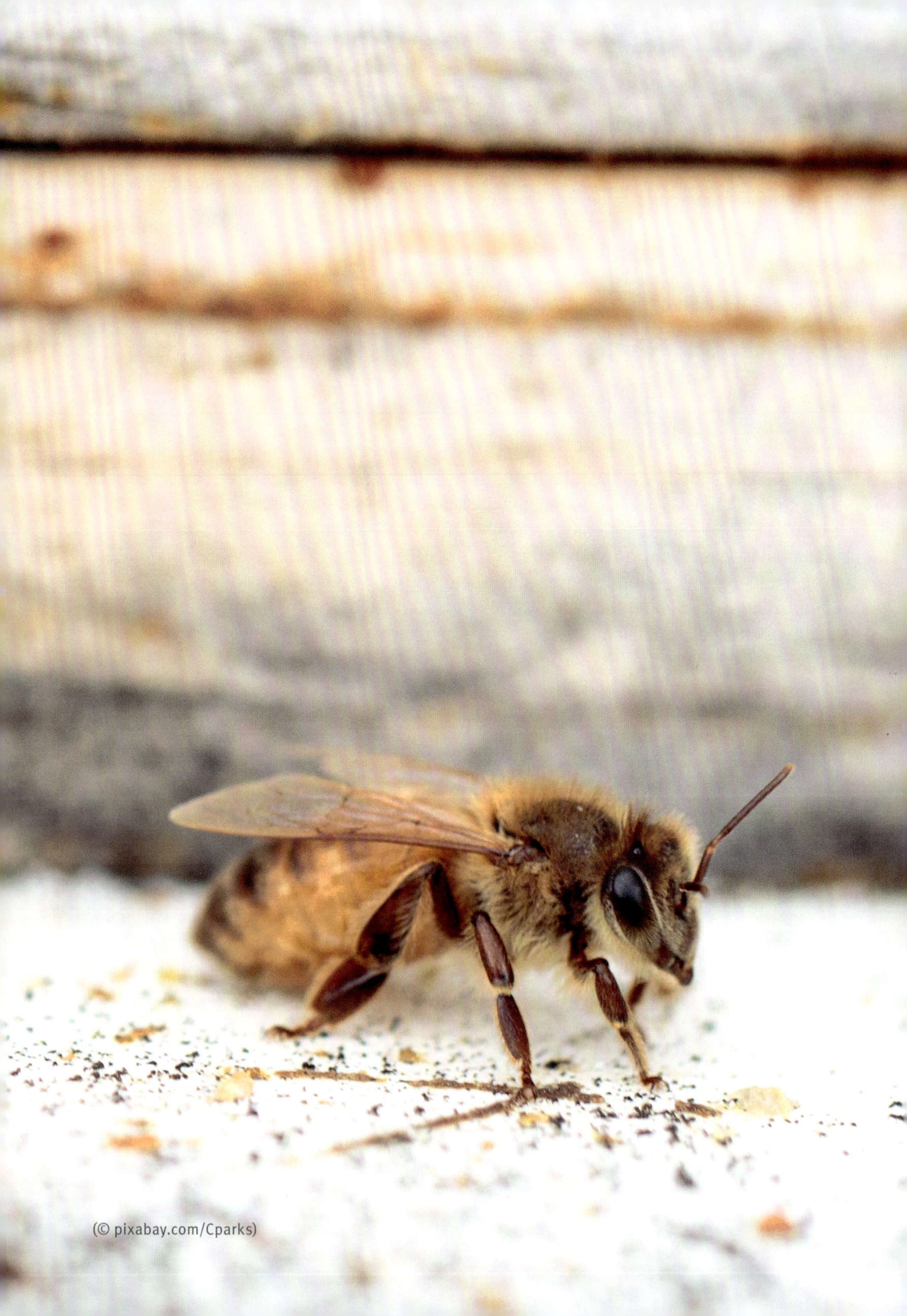

(© pixabay.com/Cparks)

VORWORT

Sehr geehrte Damen und Herren!

Die Imkerei zählt zu den ältesten Berufen überhaupt. Seit Jahrtausenden sind Honig und Bienenprodukte begehrte Schätze. Einerseits wegen deren natürlicher Süßkraft, aber vor allem wegen der wertvollen gesundheitlichen Wirkungen im menschlichen Körper.

Ein Wissen, das sich durch Jahrhunderte angesammelt hat, wird in diesem Buch in kompakter Form weitergegeben. So wird durch neuere Studien der Schulterschluss zwischen moderner Forschung und altem Volkswissen geschaffen.

Honig wird äußerst sauber von den Bienen gewonnen und in einem frischen Wabenbau eingelagert. Dabei wird dem gesammelten Nektar stetig Wasser entzogen und dem entstehenden Honig eine Vielzahl von Enzymen hinzugefügt. Aufgrund seiner speziellen Zusammensetzung (hoher Zuckergehalt und niedriger ph-Wert) ist Honig sehr stabil und lässt sich problemlos und über Jahre, ja sogar Jahrzehnte lagern. Diese Eigenschaft, gepaart mit den vielen Inhaltsstoffen und inhibinen Substanzen, ergibt wohl eines der effizientesten Naturheilmittel, das wir Menschen in medizinalen Anwendungen nutzen können.

Ich darf dem Verfasser für seine gelungene Zusammenstellung der wichtigsten Bienenprodukte, den erläuterten Wirkungsweisen und den vielen Anwendungsmöglichkeiten gratulieren. Ich bin überzeugt, dass diese Anregungen auch Sie inspirieren werden.

Ich wünsche Ihnen viel Freude mit diesem Buch.

Regierungsrat IM Ing. Josef Niklas
Präsident des Niederösterreichischen Imkerverbandes
Jänner 2021

EINLEITUNG

Die Begeisterung für ein kleines Tier erzeugt die seltsamsten Begegnungen. Es ist vielleicht ein wenig schrullig, sich mit Insekten zu beschäftigen, noch dazu, wenn sie Stacheln haben und sich gerne wehren. Die zweite Seite einer schmerzhaften Begegnung ist jedoch eine süße. Nicht nur, weil dieses Insekt Honig produziert – es

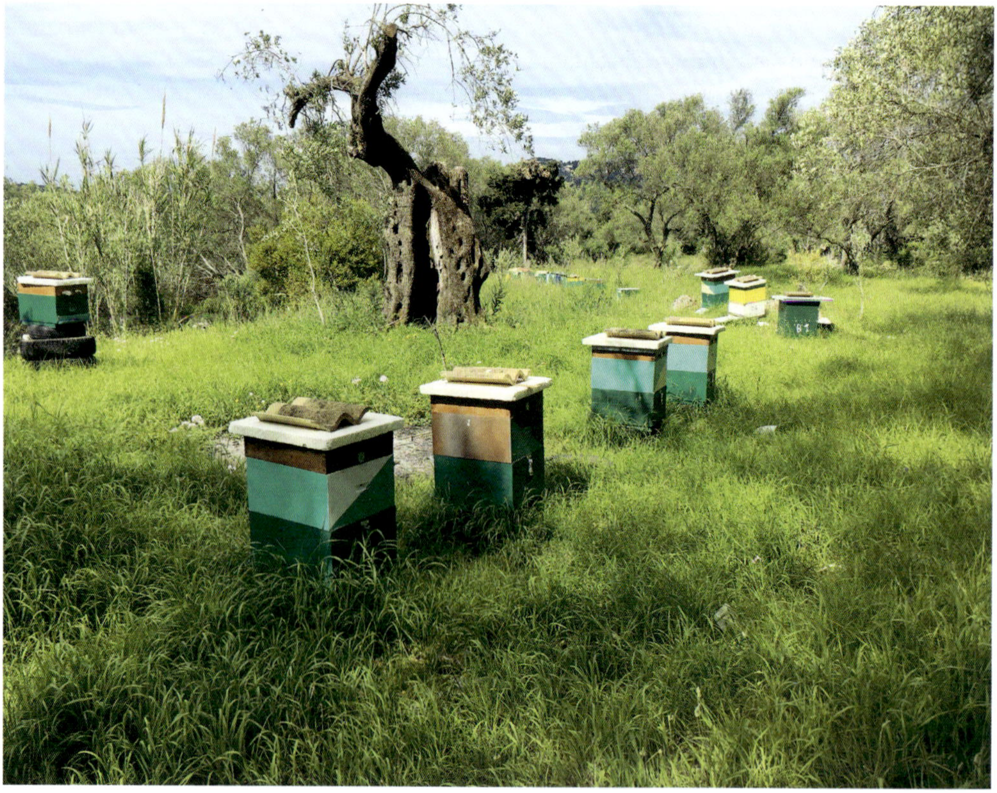

Die Biene führt Menschen zusammen, die sich für die Natur begeistern.

handelt sich also um die Biene –, sondern insbesondere dadurch, dass es Menschen zusammenführt, die sich für die Natur begeistern und offen dafür sind, sich mit deren komplexen Strukturen und Vernetzungen zu beschäftigen.

Viele kluge Menschen beschäftigten sich damit seit eh und je. So sagt man, dass bereits Sokrates (griechischer Philosoph 469 bis 399 v. Chr.) Bienen gezüchtet haben soll.

Aristoteles (griechischer Philosoph und Naturforscher 384 bis 322 v. Chr.) hat nicht nur beobachtet, dass die Honigbiene blütentreu ist, er beschrieb sogar den Bienentanz, den er aber nicht zu deuten wusste, und schrieb das erste Fachbuch über Bienen.

In Ägypten finden sich in hieroglyphischen Darstellungen Bienen, was anzeigt, dass sich schon sehr alte Kulturen der großen Bedeutung dieses Insektes bewusst waren, und zwar nicht nur wegen ihres Propolis zur Balsamierung der Pharaonen.

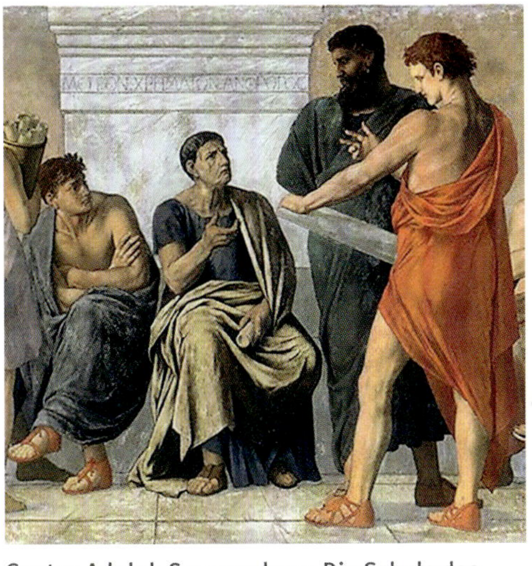

Gustav Adolph Spangenberg, Die Schule des Aristoteles (© Wikimedia Commons, CC BY-SA 3.0)

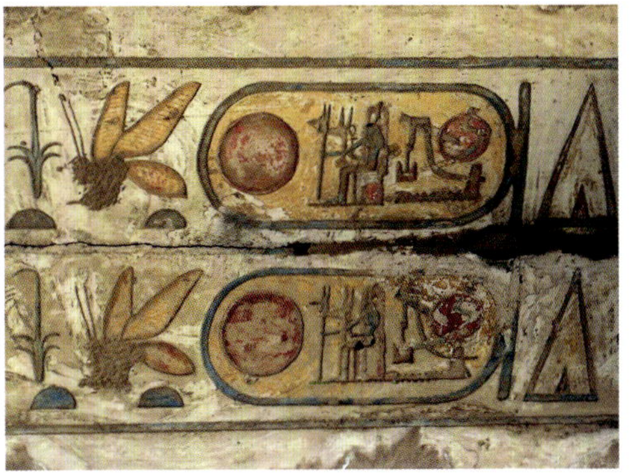

Karnak, Ramses (© Wikimedia Commons, Lord of the light)

In neuerer Zeit ist natürlich ein Ausspruch über die Biene, den man fälschlich Albert Einstein zuschreibt, in aller Munde, in dem der Fortbestand der Menschheit mit dem Überleben der Bienen verknüpft wird.

Für unser Land ist von besonderer Bedeutung, dass der österreichische Forscher Freiherr Karl von Frisch den Nobelpreis erhielt, weil er die Bedeutung des Schwänzeltanzes der Biene erklären konnte.

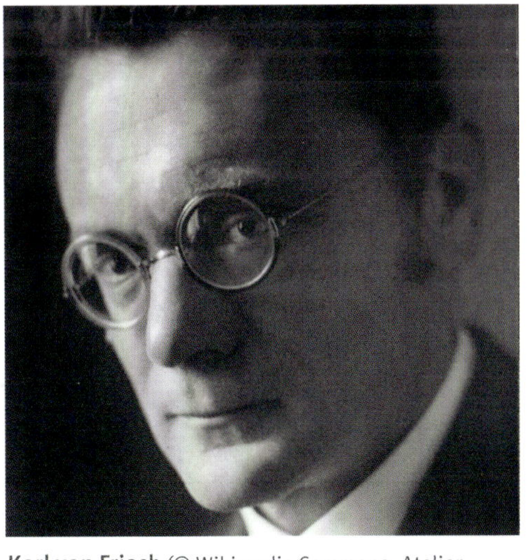

Karl von Frisch (© Wikimedia Commons, Atelier Veritas)

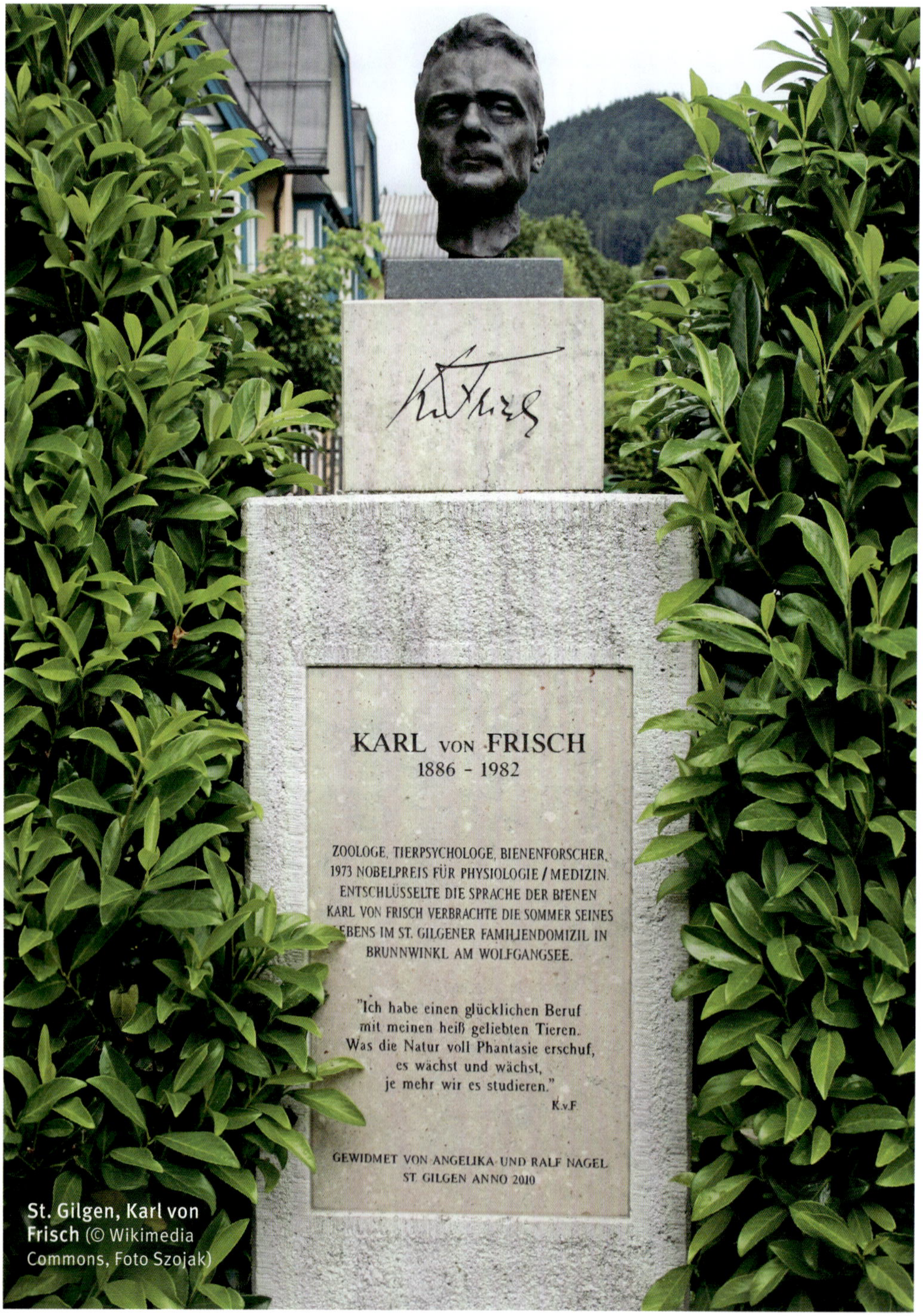

St. Gilgen, Karl von Frisch (© Wikimedia Commons, Foto Szojak)

Für seine Leistungen wurde er 1973 gemeinsam mit Konrad Lorenz und Nikolaas Tinbergen mit dem Nobelpreis für Physiologie oder Medizin geehrt.

Mit der Auszeichnung wurden *„ihre Entdeckungen zur Organisation und Auslösung von individuellen und sozialen Verhaltensmustern"* gewürdigt.

Die Begegnung mit der Biene hat mich zu vielen Menschen geführt, die sich auf faszinierende Weise mit den Wundern der Schöpfung beschäftigen. Das hat mich in einen Bann gezogen, der mir die Vielschichtigkeit des Themas Bien bewusst gemacht hat. Der Organismus Bienenvolk übersteigt mit seiner Schwarmintelligenz bei Weitem die Fähigkeiten des Einzelindividuums, in der die scheinbare Opferfreude der einzelnen Biene dem Gemeinwohl dient.

Ich beobachte seit geraumer Zeit nicht nur die Lebensweise und die Eigenheiten der Biene. Ich habe entdeckt, dass dieses kleine Tier nicht nur Köstlichkeiten schafft, die unseren Gabentisch mit Süße würzen, sondern wirklich ALLES, was dieses Wesen erzeugt, einen Beitrag zu unserem Wohl und unserer Gesundung liefert.

Das ist einer der wesentlichen Gründe, warum ich mich seit vielen Jahren mit dem Thema Apitherapie beschäftige.

Viele Imker sehen nur die Produktion eines Lebensmittels, das ohne Zweifel von hohem Wert ist.

Mir liegt es am Herzen, nicht nur den Genuss des Honigs zu fördern, sondern die gesundheitliche Bedeutung der unterschiedlichen Produkte des Biens aufzuzeigen und damit auch betriebswirtschaftliche Aspekte zu beleuchten, die nicht unbedingt einen direkten monetären Nutzen für unsere kleinteiligen Imkereibetriebe erzeugen, sondern unsere Fachkompetenz in der Bera-

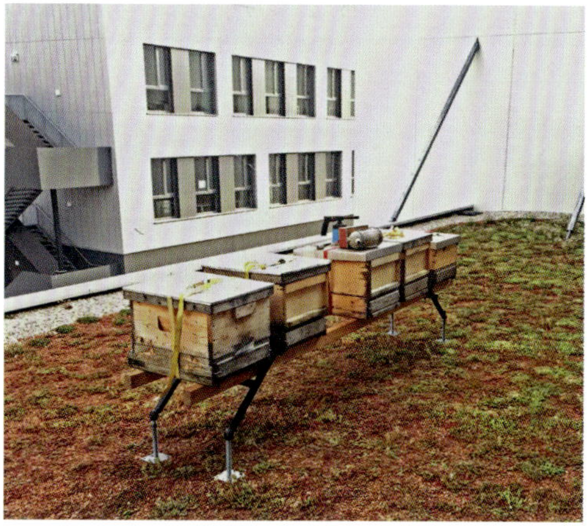

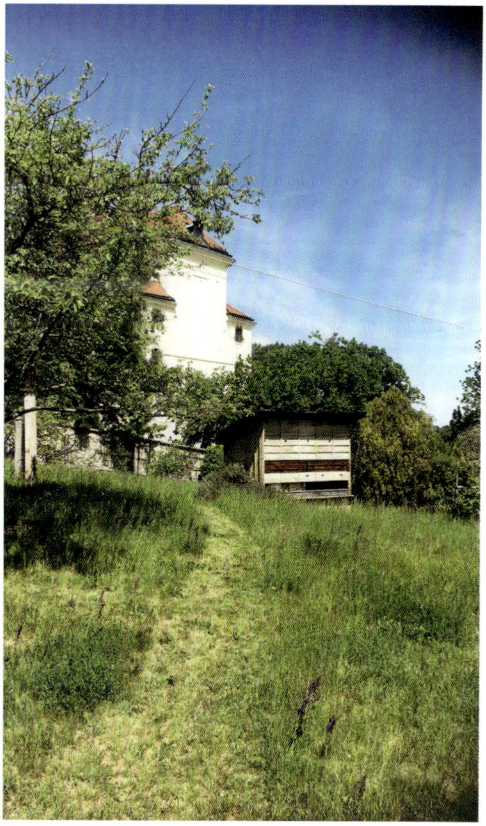

Ein Bienenstand am Dach der TU Wien (oben) und eine Bienenhütte auf dem Gelände einer Schule (unten): Viele Einrichtungen halten heutzutage Bienen.

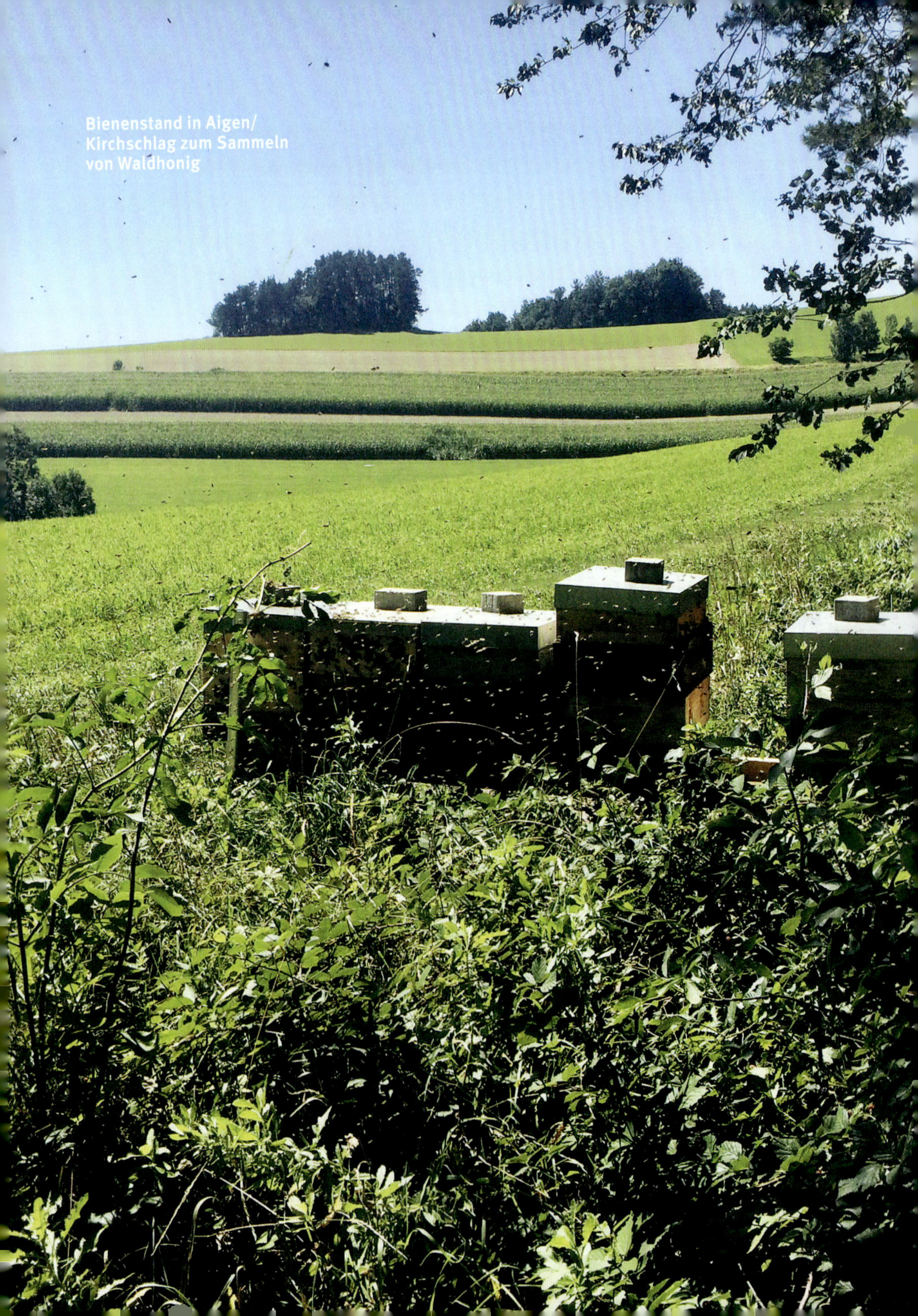

Bienenstand in Aigen/
Kirchschlag zum Sammeln
von Waldhonig

tung und der Betreuung von hilfesuchenden Menschen stärkt und uns so zu einer echten Alternative zum Supermarkt macht.

In diesem Sinne versuche ich, nicht nur die verschiedenen Produkte der Biene näher zu beleuchten und vieles, was in der Volksmedizin in einem historischen Gedächtnis vielleicht sogar in Vergessenheit geraten ist, wieder zu Tage zu fördern. Mir ist es ein Anliegen, auch neue Wege und Möglichkeiten aufzuzeigen und eine Zusammenschau zu gestalten, die mit verschiedenen falschen Ansichten über Bienenerzeugnisse aufräumen möchte.

Ich werde mich den verschiedensten apitherapeutischen Möglichkeiten und Ansätzen widmen, die von nahezu jedem Imker auch umgesetzt werden können. Die vorliegenden Zeilen sollen aber auch eine Hilfe für Menschen sein, die versuchen, die Schätze des Biens für sich zu bergen.

Daher wendet sich diese Publikation sowohl an Imker, um ihnen den Wert ihrer Bienenprodukte vor Augen zu führen, als auch an alle Anwender von Bienenprodukten, die nicht nur Honig genießen wollen, sondern auch andere therapeutische Produkte des Bienenvolkes wertschätzen.

Dieser Weg soll die Praxistauglichkeit der Apitherapie im täglichen Leben aufzeigen und Bienenprodukte auf einen Sockel heben, der weithin sichtbar macht, wie viel wertvolles Potential so nahe liegt.

Es gibt leider im Bereich der Apitherapie nicht so viel wissenschaftliche Literatur. Diese populärwissenschaftliche Zusammenstellung soll einerseits einen Impuls geben, um verschiedene Wirkungsweisen der Produkte aus dem Bienenvolk mehr zu erforschen, andererseits soll sie aber Erfahrungen mit der Apitherapie aufzeigen, die unzählige Anwender bestätigen werden.

Nach dem österreichischen Gesetz ist es nur Ärzten und Apothekern erlaubt, gesundheitsbezogene Angaben zu machen. Daher dürfen auf Etiketten keine Heilwirkungen von Bienenprodukten ausgelobt werden!

Es liegt mir besonders am Herzen, dass Apitherapie nicht in den Bereich der Alternativmedizin gerückt wird.

Einige, die die Schulmedizin ablehnen, sehen allein in der Alternativmedizin die Lösung ihrer Probleme. Dabei ist bekannt, dass dieser Bereich der Medizin oft auf nichtwissenschaftlichen Methoden und Ansätzen beruht, die in den Bereich der Esoterik gehören. Therapieerfolge sind da oft nur Placeboeffekte.

Es ist außerdem gefährlich, sich nur auf traditionelle Naturheilmittel zu verlassen.

Apitherapie ist die leistungsfähigste und zugleich älteste Naturheilmethode des Menschen. Sie entwickelt sich im Bereich der Komplementärmedizin[1] zu einer wichtigen Ergänzung zur Schulmedizin.

Mit Bienenprodukten werden mehr als 800 Krankheiten geheilt, verhütet und in schweren Fällen zumindest positiv beeinflusst – und es sind keine prinzipiellen negativen Nebenwirkungen bekannt.

[1] Komplementärmedizin wird gemäß dem Ministerium für Arbeit, Soziales, Gesundheit und Konsumentenschutz als anderer Zugang zu medizinischen Themen verstanden, die in der Ganzheitsmedizin, integrativen Medizin oder Naturheilkunde anzusiedeln sind, und wird nicht als Alternative zur Schulmedizin gesehen, sondern als wertvolle Ergänzung.

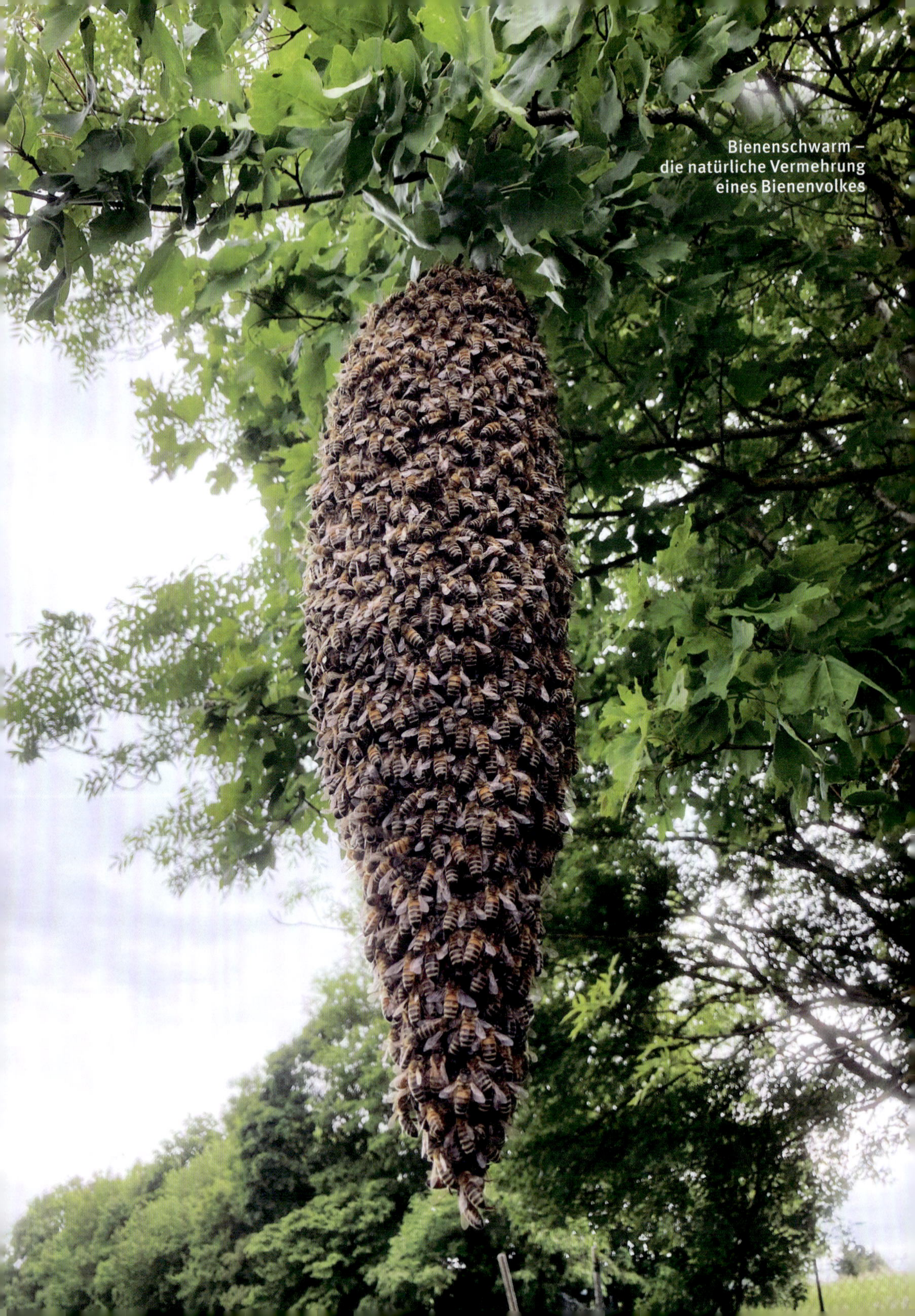

Bienenschwarm –
die natürliche Vermehrung
eines Bienenvolkes

(Bengsch, Studie über das Potenzial der biomedizinischen Wirksamkeit von inhalierter Bienenluft, 2010)

Die Schulmedizin hat uns nachweislich eine Erhöhung der Lebenslänge und noch dazu der Lebensqualität gebracht.

So hatte ein Mann, der 1868 geboren wurde, eine durchschnittliche Lebenserwartung von 32,69 Jahren und eine Frau von 36,20 Jahren.

Im Jahr 2017 hat ein 60-jähriger Mann noch durchschnittlich 22,27 Jahre vor sich und eine 60-jährige Frau noch 25,74 Jahre. (statistik.at, 2018)

Die Schulmedizin hat uns also in nur 150 Jahren die Lebenszeit fast verdreifacht. Warum kann man das sagen? Nun, die Naturheilmittel gab es 1868 auch schon, aber moderne Operationsverfahren, Heilmethoden, Medikamente und Hygiene entwickelten sich rasant weiter und haben zu eben diesem Ergebnis geführt.

In der **Apitherapie** kommen hochwirksame Stoffe zur Anwendung, die nachweislich funktionieren. Ähnlich wie in der Phytotherapie[2] haben wir dabei sehr wertvolle Möglichkeiten zur Verfügung, die **im Rahmen der ganzheitlichen Medizin eine Ergänzung der Schulmedizin darstellen** und unbedingt gemeinsam verfolgt werden sollen.

[2] Phytotherapie ist die Wissenschaft von der Anwendung pflanzlicher Heilmittel bei kranken Menschen. Z. B. sind Tollkirsche und Eisenhut hochwirksame pflanzliche Wirkstoffe.

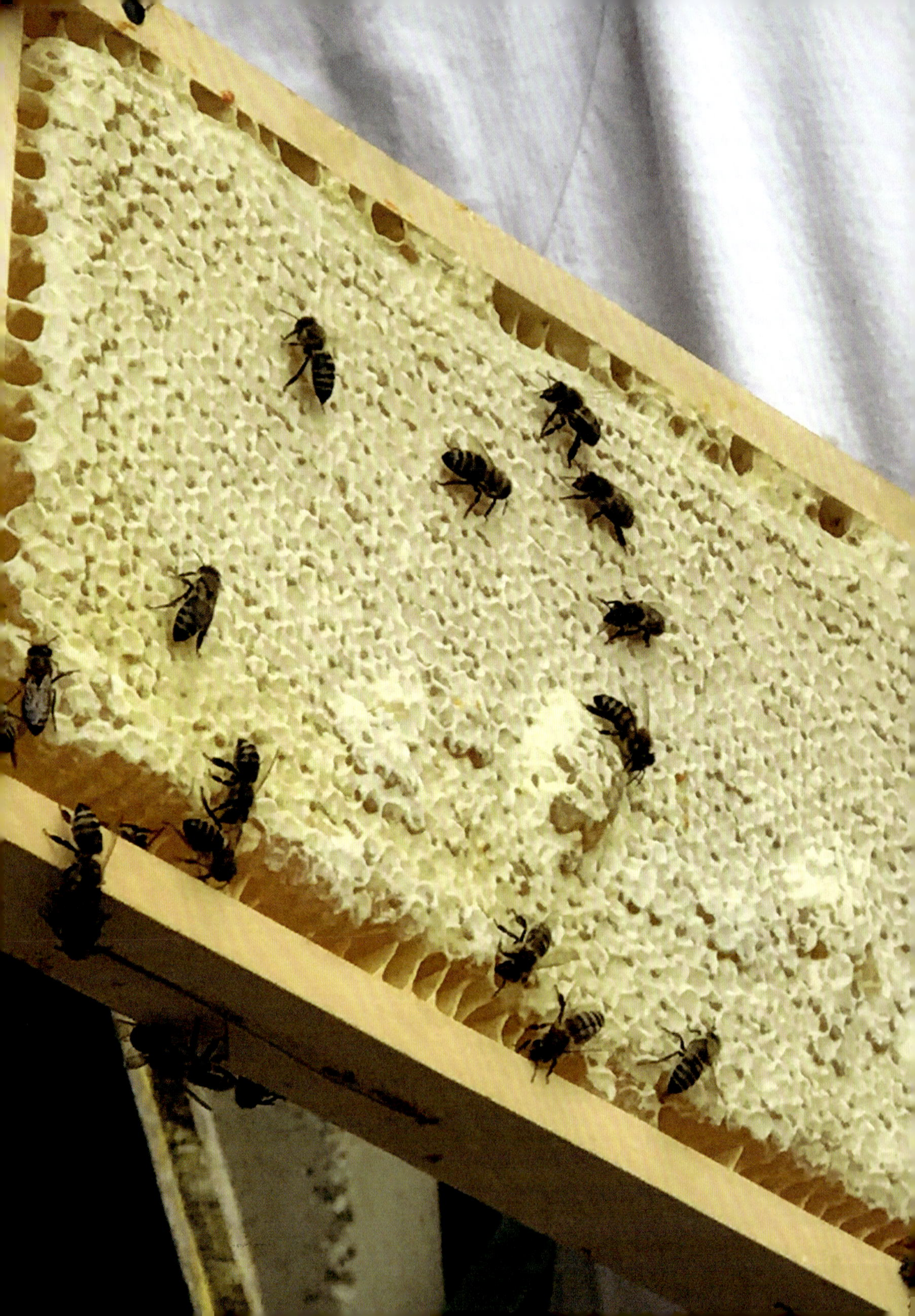

BEGRIFFE DER APITHERAPIE

Apitherapie leitet sich von zwei Begriffen her, dem lateinischen Wort für Biene ***Apis*** und **Therapie.** Letzterer stammt aus dem griechischen *(Θεραπεία)* und bedeutet Dienst, Pflege, Heilung und meint alle Maßnahmen, die darauf abzielen, Behinderungen, Krankheiten und Verletzungen positiv zu beeinflussen.

Auch die Vorbeugung von krankhaften Störungen kann als Therapieansatz verstanden werden. Das spielt bei vielen Bienenprodukten eine wesentliche Rolle. Wenn wir daran denken, dass Propolis eine reinigende Wirkung für alle Schleimhäute entfaltet oder Blütenpollen eine pflanzliche Eiweißquelle darstellt, welche damit auch rasch verfügbare Energie spendet, was eine allgemeine körperliche Stärkung zur Folge hat, ähnlich wie Honig.

Apitoxin (Bienengift) ist bei vielen der gefürchtetste Wirkstoff aus dem Bienenvolk. Das stammt sicher von den Schmerzen, die ein Stich verursachen kann, vielleicht auch von den Schwellungen. Entstellte Imkergesichter werden mit großem Mitleid belohnt. In Wirklichkeit ist Bienengift eines der wertvollsten Heilmittel aus dem Bienenvolk.

Blütenpollen sammeln die Bienen von verschiedenen Trachtpflanzen. Interessant ist dabei, dass Bienen beim Nektarsammeln blütenstet (blütentreu) sind. Pollen sammelt jedes Volk allerdings in einer Vielfalt, die möglichst bunt sein soll. Das stellt besonders im intensiv landwirtschaftlich genutzten Bereich eine Herausforderung dar, weil dort die Diversität verlorengeht und der Gabentisch des Biens sehr einseitig und fade ist.

Milchsäurevergorener Blütenpollen ist die wertvollste Möglichkeit, diese pflanzliche Eiweißquelle zu nutzen, und wird als **Bienenbrot** oder **Perga** bezeichnet.

Honig wird meistens als Nahrungsmittel verstanden. Er ist in der Ernährungspyramide als reiner Zucker ganz an der Spitze angeordnet und damit nur als „Gewürz" zum äußerst sparsamen Gebrauch empfohlen.

Honig als Apitherapeutikum ist wenig bekannt und seine Wirkung auf den Körper wird oft falsch eingeschätzt. Es gilt, die vielen Irrmeinungen dazu auszuräumen.

Propolis ist ähnlich wie Honig oder Perga ein von den Bienen verarbeitetes Produkt.

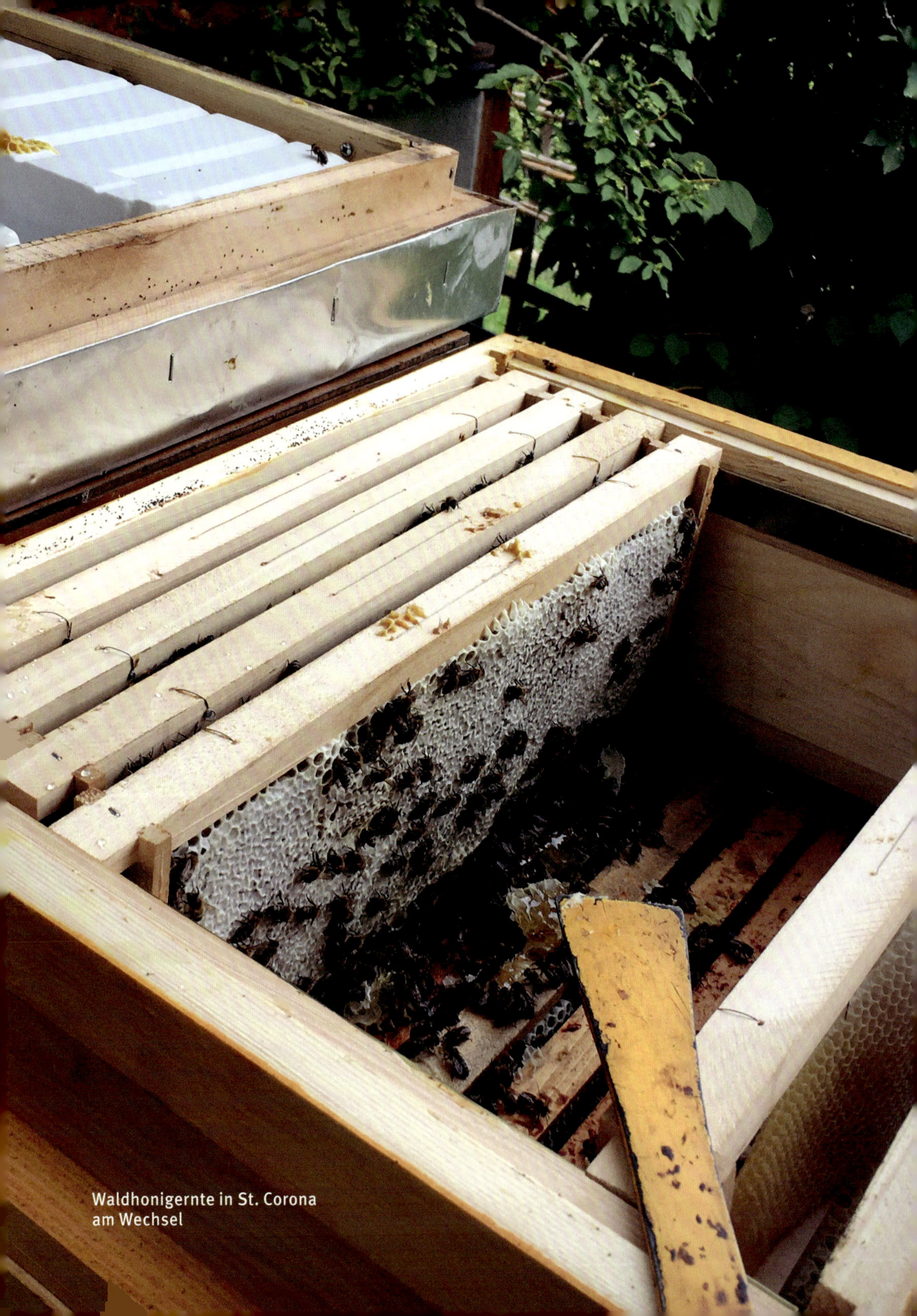

Waldhonigernte in St. Corona
am Wechsel

Bienen sammeln Harz von Bäumen und fermentieren es. So entsteht ein Mittel, das nicht nur gegen Bakterien, sondern auch gegen Viren und Pilzsporen wirksam ist. Antibiotika haben eine schmale Wirkungsbreite, erzeugen Resistenzen und oft quälende Nebenwirkungen. Nicht so Propolis. Das ist allseits bekannt geworden und hat in der Volksmedizin Einzug gefunden. Allerdings bedenkt kaum jemand, wie wichtig es ist, Propolis aus biologischer Betriebsweise zu verwenden; darauf werden wir im Hauptteil ausführlich eingehen.

Bienenwachs produzieren Arbeiterbienen in ihren Wachsdrüsen. Wachs war in früherer Zeit ein sehr wertvolles, vor allem im sakralen Bereich verwendetes Mittel. Kerzen für die liturgische Verwendung stellten einen wesentlichen Grund dafür dar, warum viele Klöster oder auch Priester in den dörflichen Kirchengemeinden Bienen hielten.

In der Moderne hat Bienenwachs eine Renaissance erlebt. Nicht nur der Duft von Bienenwachskerzen macht diesen Stoff begehrlich. Wachs wird auch industriell in vielen Bereichen verwendet. Einen weitaus größeren Bedarf hat natürlich die Pharmaindustrie, die Bienenwachs in unzähligen kosmetischen Produkten verarbeitet.

Bienenluftatmen ist ein sehr neuer apitherapeutischer Ansatz. Die Luft aus dem Bienenstock hat interessante Wirkungen – nicht nur auf die Atemorgane des Menschen, sondern auch bei anderen chronischen Erkrankungen.

Die in Österreich entwickelte Therapie weckte in unserem Nachbarland Deutschland eifersüchtige Reaktionen in medizinischen Kreisen, darauf will ich im Hauptteil eingehen.

Schlussendlich möchte ich noch zwei Produkte aus dem Bienenvolk erwähnen, die ebenfalls unterschiedliche Anwendungen gefunden haben:

Gelée Royale, zu Deutsch Weiselsaft, und das weniger bekannte **Apilarnil** als männliches Pendant dazu.

Wahre Wunderwirkungen werden dem Gelée Royale zugeschrieben. Bei den Bienen bewirkt es das besondere Wachstum und die schnelle Entwicklung der Königin, die ansonsten genetisch identisch mit „normalen" Arbeiterbienen wäre.

Es soll verjüngend wirken, schön machen, Energie spenden und Krebs heilen. Diese Wirkungen auf den Menschen sind wissenschaftlich nicht evidenzbasiert erforscht und es gibt kaum klinische Studien über Gelée Royale. Das ist aber nicht der einzige Grund, warum ich in meiner Arbeit auf Details darüber verzichte.

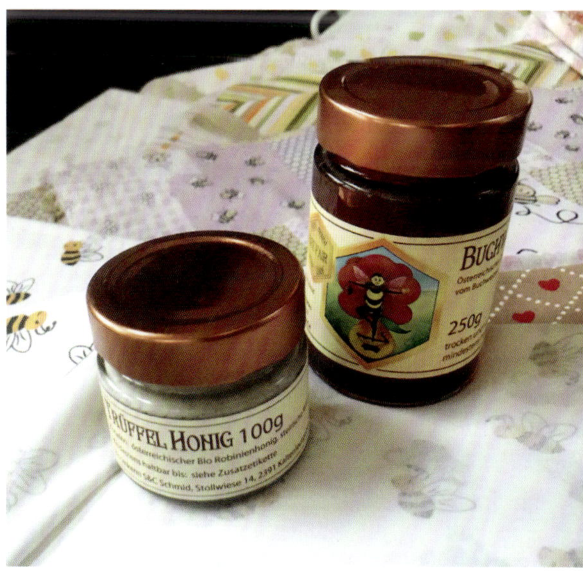

Produkte der Biene: Cremehonig mit Trüffel und Buchweizenhonig auf Stoffen, aus denen Wachstücher hergestellt werden.

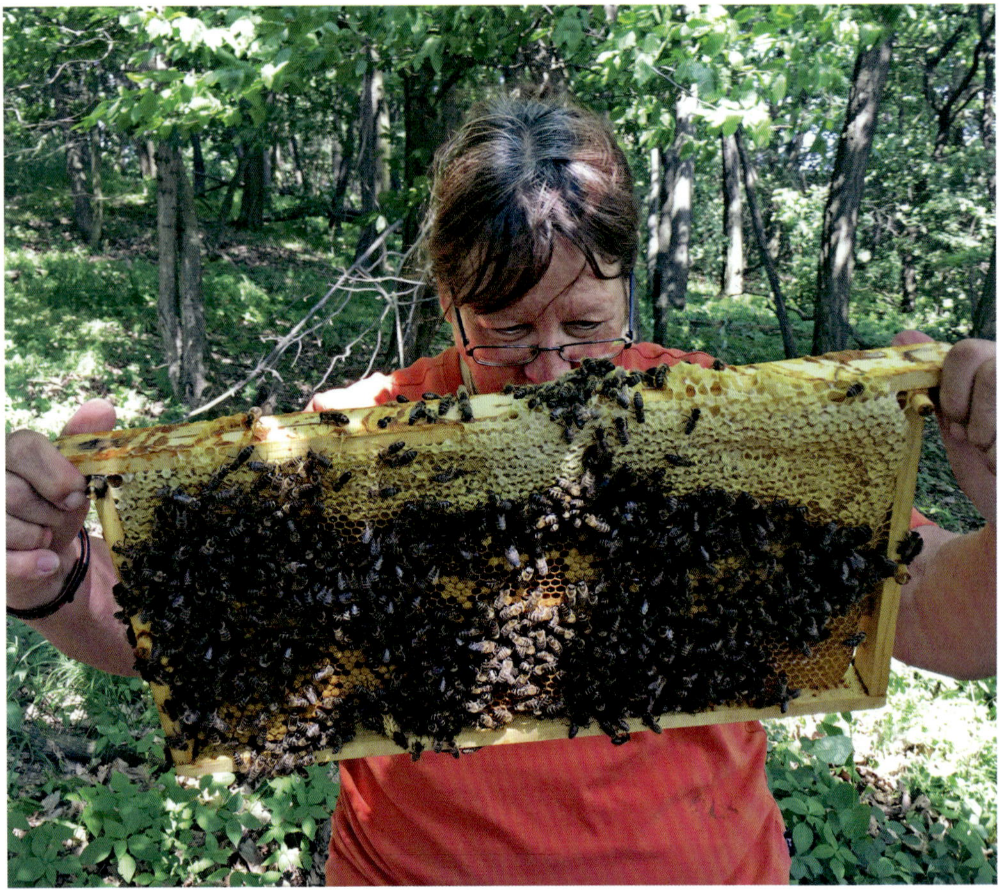

Für die Produktion von genetisch wertvollen Königinnen mit guten Eigenschaften, ist die Zucht von Königinnen in meinen Augen legitim.

Ein wesentlicher Grund ist die Produktionsmethode. Bienenvölker ihrer Königin zu berauben, um ein Volk in Zuchtstimmung zu versetzen, ist beim höchsten Standard der Bio-Imkerei (Demeter) verpönt und verboten.

Meines Erachtens ist dieser Ansatz aber zur Produktion von genetisch wertvollen Königinnen mit besonderen Eigenschaften, wie Sanftmut oder Varroatoleranz, legitim. Aber nur um ein Mittel zu erzeugen, das geheimnisvolle Wirkungen haben soll, die allesamt nicht erforscht sind, ist eine Art der Tierhaltung, die an Schweinemastbetriebe oder massenhafte Geflügelhaltung erinnert und aus Gründen der Tierethik keinen Platz haben sollte.

Ein weiterer Grund für meine Ablehnung gegen Gelée Royale ist die Herkunft. Die kleinteilige Imkerei in Österreich (wie in vielen anderen europäischen Ländern) führt dazu, dass diese Betriebe sich nicht mit der Herstellung von Weiselsaft beschäftigen können. Daher kommt Gelée Royale fast

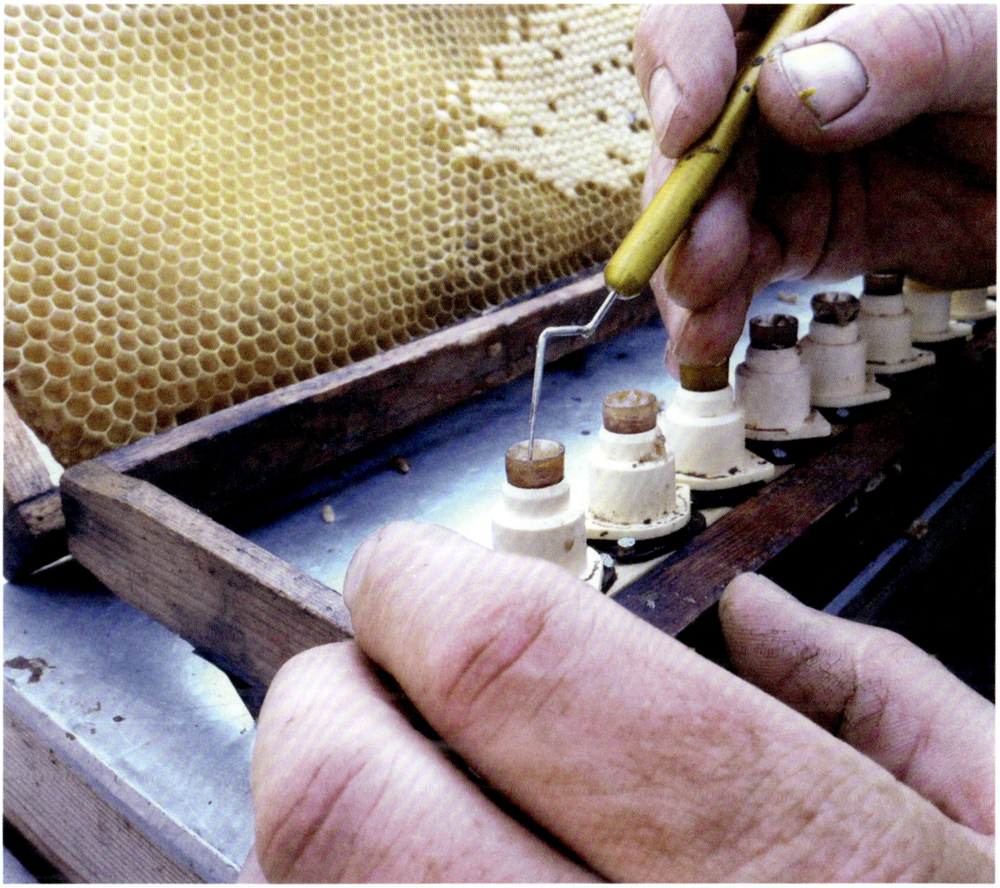

Umlarven – ein wesentlicher Arbeitsschritt in der Königinnenzucht

ausschließlich aus China. Was in diesem Land nachweislich mit Honig- und Wachsverfälschung passiert, lässt vermuten, dass auch dort produziertes Gelée Royale keine Standards erreicht, die für medizinische oder kosmetische Anwendungen erforderlich sind.

Der Begriff **Apilarnil** wurde von einem rumänischen Imker erfunden. **Nicolae Iliesiu** beobachtete, dass sich Entenküken schneller entwickelten, wenn sie Drohnenbrut als Futter bekamen. Das ist natürlich kein überraschendes Ergebnis. Natürlich beschleunigt Eiweißfutter die Entwicklung, verglichen mit Mais oder anderem Getreide, das üblicherweise gefüttert wird.

Insekten als Nahrung (insbesondere als Eiweißquelle) hat in anderen Erdteilen eine lange Tradition. Am 1. Jänner 2018 ist in der EU eine Verordnung zu *„Novel Food"* in Kraft getreten, in der Insekten als „neuartige" Lebensmittel nun auch auf unseren Esstisch kommen. Neue Regale in Supermärkten mit getrockneten Mehlwürmern, Grillen oder Grashüpfern sind nur eine Seite dieser Entwicklung.

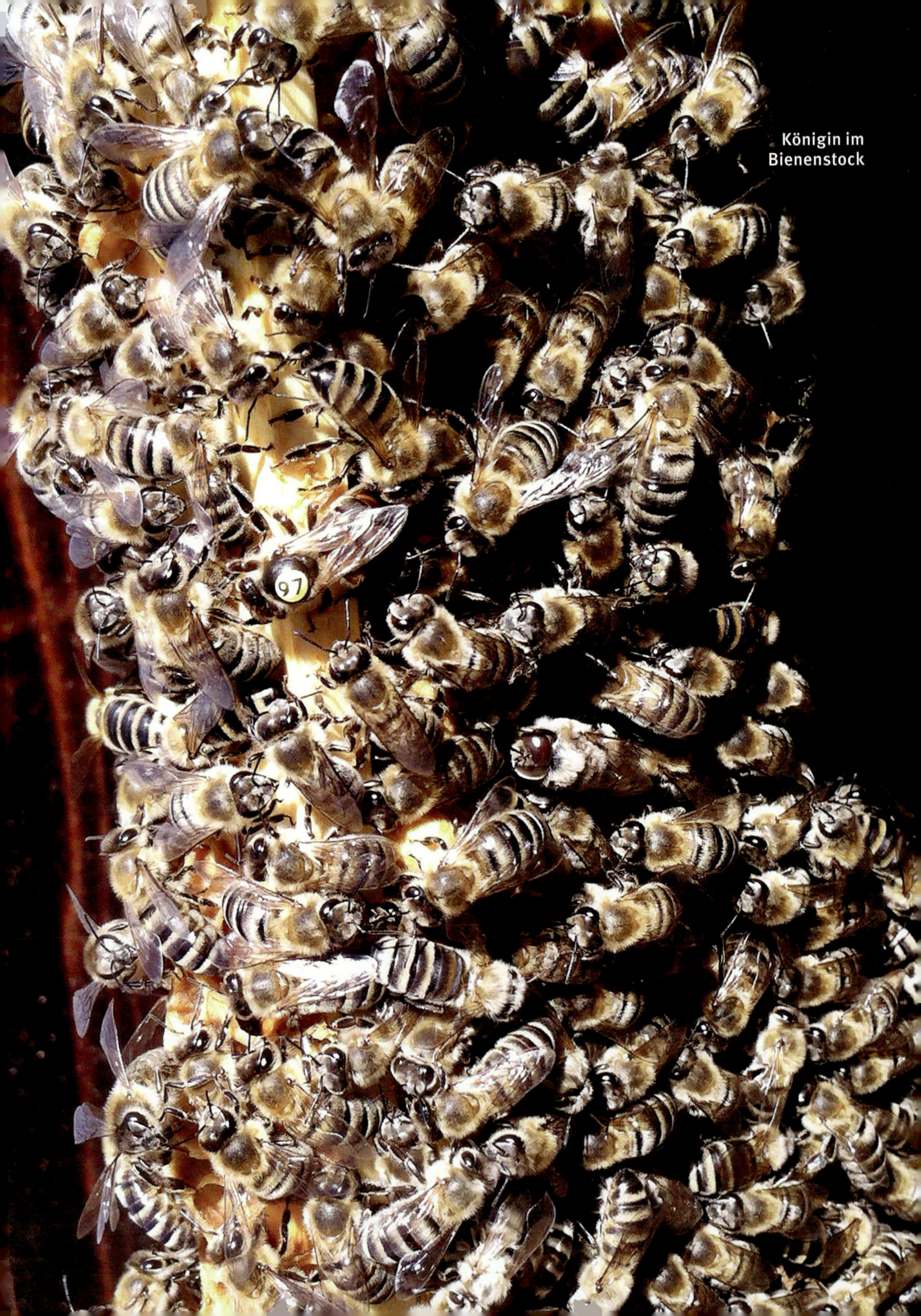

Königin im Bienenstock

Burger oder andere verarbeitete Junknahrung mit Insekten statt Fleisch werden bald en vogue sein.

Apilarnil soll die Potenz fördern, ein natürliches Dopingmittel sein, aber auch den Alterungsprozess verlangsamen und bei Stoffwechselkrankheiten helfen. Das macht es natürlich für viele Menschen interessant.

Die Herstellung von Apilarnil durch Auspressen von Drohnenbrut und Gefriertrocknen des Larvenblutes macht das Mittel nicht besonders anziehend. In speziellen Fällen mag es medizinische Indikationen für dessen Anwendung geben und ich höre auch von positiven Ergebnissen bei schweren chronischen Erkrankungen.

Trotzdem sehe ich mich nicht genötigt, Apilarnil einer breiten Anwendung zuzuführen.

Ähnlich wie bei Gelée Royale verzichte ich daher in meiner Zusammenschau über Apitherapie auf eine genauere Beleuchtung von Apilarnil und denke, dabei nicht dem Vorwurf der Unvollständigkeit anheim zu fallen.

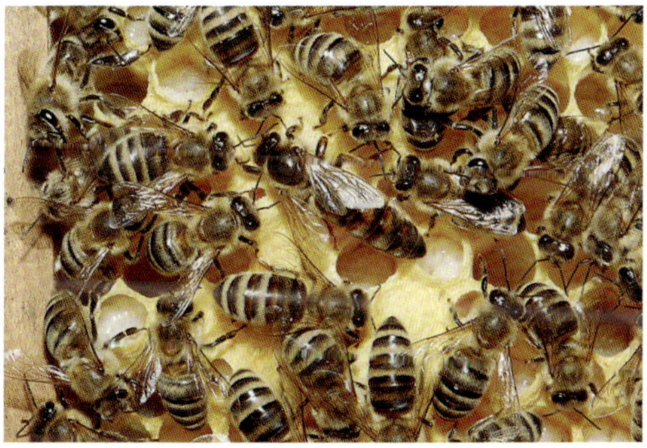

Bienenkönigin mit Arbeiterinnen (© Wikimedia Commons, CC BY-SA 3.0, Waugsberg)

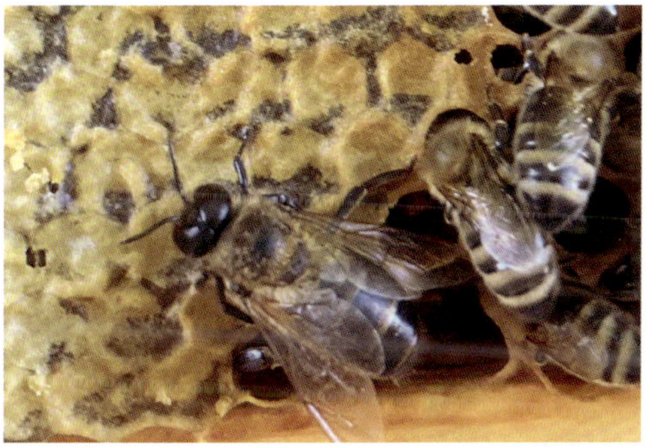

Drohn und Arbeiterinnen

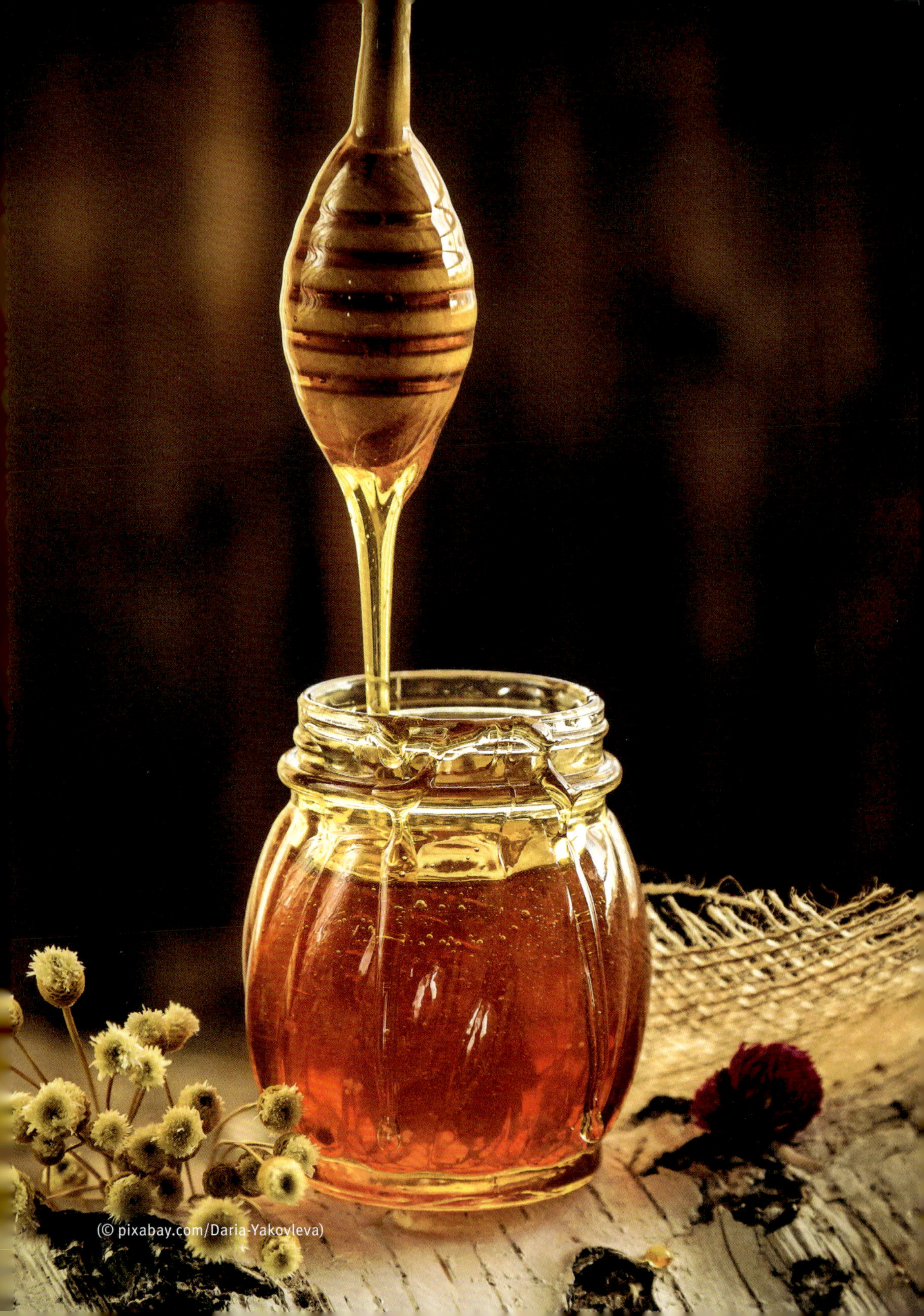
(© pixabay.com/Daria-Yakovleva)

HONIG IN SEINER THERAPEUTISCHEN BEDEUTUNG

HONIG IM ÖSTERREICHISCHEN GESETZ

Der Begriff Honig wird im österreichischen Gesetz[3] klar geregelt.

In der Honigverordnung heißt es (Rechtsinformationssystem des Bundes, 2021):

Auszüge aus dem Gesetz:

§ 2. Im Sinne dieser Verordnung ist „Honig" der natursüße Stoff, der von Bienen der Art Apis mellifera erzeugt wird, indem die Bienen Nektar von Pflanzen, Absonderungen lebender Pflanzenteile oder auf den lebenden Pflanzenteilen befindliche Sekrete von an Pflanzen saugenden Insekten aufnehmen, diese mit arteigenen Stoffen versetzen, umwandeln, einlagern, dehydratisieren und in den Waben des Bienenstockes speichern und reifen lassen.

§ 3. Honigarten werden unterschieden:

1. *Nach Herkunft:*
   a) *„Blütenhonig" oder „Nektarhonig": der aus dem Nektar von Pflanzen stammender Honig;*
   b) *„Honigtauhonig": Honig, der hauptsächlich aus auf lebenden Pflanzenteilen befindlichen Sekreten von an Pflanzen saugenden Insekten (Hemiptera) oder aus Absonderungen lebender Pflanzenteile stammt.*
2. *Nach Herstellungsart oder Angebotsform:*
   a) *„Wabenhonig" oder „Scheibenhonig": Von den Bienen in den gedeckelten, brutfreien Zellen der von ihnen frisch gebauten Honigwaben oder in Honigwaben aus feinen, ausschließlich aus Bienenwachs hergestellten gewaffelten Wachsblättern gespeicherter Honig, der in ganzen oder geteilten Waben gehandelt wird;*
   b) *„Honig mit Wabenteilen" oder „Wabenstücke in Honig": Honig, der ein oder mehrere Stücke Wabenhonig enthält;*
   c) *„Tropfhonig": durch Austropfen der entdeckelten, brutfreien Waben gewonnener Honig;*
   d) *„Schleuderhonig": durch Schleudern der entdeckelten, brutfreien Waben gewonnener Honig;*
   e) *„Presshonig": durch Pressen der brutfreien Waben ohne Erwärmen oder mit geringem Erwärmen auf höchstens 45 °C gewonnener Honig;*

[3] Gesamte Rechtsvorschrift für Honigverordnung: https://www.ris.bka.gv.at/GeltendeFassung.wxe?Abfrage=Bundesnormen&Gesetzesnummer=20003174

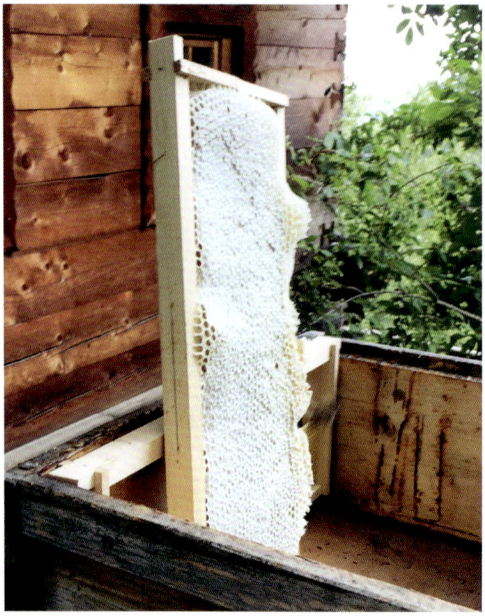

Erntereifer Honig

f) „Gefilterter Honig": Honig, der gewonnen wird, indem anorganische oder organische Fremdstoffe so entzogen werden, dass Pollen in erheblichem Maße entfernt werden.

Diese Bestimmungen zeigen klar, dass nur von Bienen gesammelter Nektar oder Honigtau, der mit ihren Enzymen versetzt wird und dem von der Biene Wasser bis zu einem endgültigen Wassergehalt von höchstens 20 % entzogen worden ist, als Honig bezeichnet werden darf

Im Volksmund werden auch verschiedene Sirupe (wie z. B. Haushaltszucker, der mit Löwenzahnblütenköpfen oder Fichten- oder Tannenwipfeln versetzt ist) als Honig bezeichnet. Dies ist aber gemäß dem zitierten Gesetz nicht zulässig und schützt den Imker davor, dass der Begriff Honig fälschlich verwendet wird.

Honig ist nämlich insbesondere durch die Enzyme der Biene dieses wertvolle Lebensmittel, das auch eine besondere medizinische Wirkung entfaltet. Deshalb unterscheide ich auch gern zwischen lebendigem und totem Honig.

Toter Honig ist durch Wärmeeinwirkung pasteurisiert oder sterilisiert. Er enthält kaum noch oder im schlimmsten Fall überhaupt keine Enzyme. Das kann durch den Transport aus Übersee passieren, wo Honig in Schiffscontainern **über längere Zeit** großer Hitze ausgesetzt wurde, oder er ist wirklich durch einen Erhitzungsvorgang (z. B. um einen Gärprozess zu stoppen) herbeigeführt worden. Solche Honige zeichnen sich durch einen hohen HMF[4]-Wert aus und haben keinerlei apitherapeutischen Wert.

Lebendiger Honig sticht durch aktive Enzyme hervor. Ein Laborwert zur Bestimmung der Aktivität der im Honig vorhandenen Enzyme ist die Invertaseaktivität, die üblicherweise nach einem Verfahren von Siegenthaler gemessen wird. Thermische Schäden am Honig werden, wie schon erwähnt, auch durch den HMF-Gehalt im Honig sichtbar, der einfacher zu messen ist als die Invertaseaktivität.

[4] HMF ist die Abkürzung für Hydroxymethylfurfural, ein Stoff, der sich bei thermischer Zerlegung von Zucker bildet und ein Kennzeichen dafür ist, ob Honig zu lange bei hohen Temperaturen gelagert wurde oder einen Hitzeschaden aufweist. Ein hoher HMF-Wert ist z. B. bei pasteurisierten Fruchtsäften erwünscht. Beim Honig zeigt er jedoch an, dass Enzyme zerstört worden sind.

ZUSAMMENSETZUNG VON HONIG

Honig besteht in erster Linie aus unzähligen Zuckerverbindungen und verschiedenen Spurenelementen:

- Fructose (Fruchtzucker, 27–44 %)
- Glucose (Traubenzucker, 22–41 %)
- Zweifachzucker Saccharose, Maltose
- Dreifachzucker Melezitose (hauptsächlich im Waldhonig)
- Oligosaccharide
- Wasser (15–21 %)
- Pollen, Mineralstoffe, Proteine, Enzyme, Aminosäuren, Vitamine, Farb- und Aromastoffe

Im Durchschnitt bilden die beiden Einfachzucker mit 38 % Fructose und 30 % Glucose den Löwenanteil der Inhaltsstoffe. Abhängig vom Anteil der Glucose kristallisiert Honig früher oder später. Ein zweiter Faktor dafür ist der Anteil des Blütenpollens im Honig. Pollenreicher Honig hat mehr Kristallisationskeime und wird daher rascher kristallisieren.

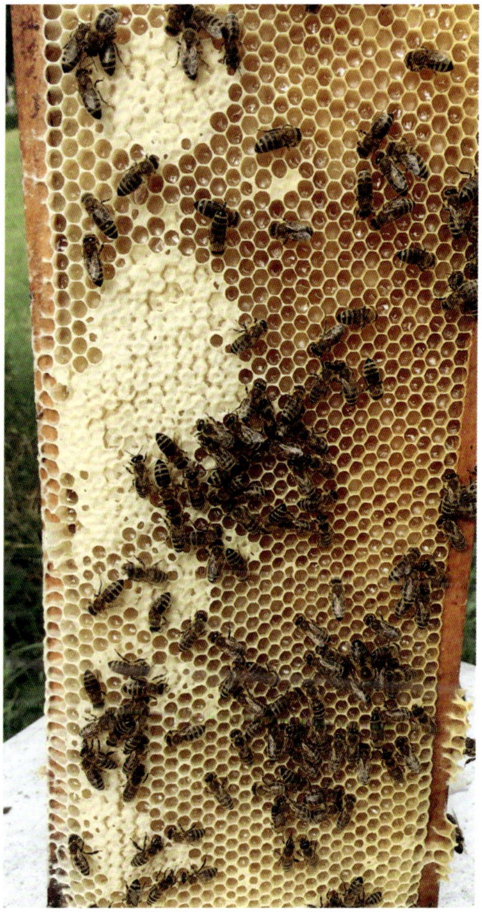

Melezitosehonig ist so fest, dass er kaum aus den Waben gewonnen werden kann.

DIE ENZYMATISCHE WIRKUNG VON HONIG

Unzählige Enzyme spalten die einzelnen Bestandteile des Honigs auf und erzeugen so ein Lebensmittel, das leicht verdaulich ist, dem Körper sofort Energie zur Verfügung stellt und noch dazu unbeschränkt haltbar ist.

Die enzymatische Aktivität im Honig wird durch Messung des Enzyms **Invertase** bestimmt. Invertase (β–Fructosidase) spaltet Saccharose (ein Zweifachzucker) in Frucht- und Traubenzucker auf.

Ein weiteres Enzym ist die **Diastase** (β–Amylase), das zur Aufspaltung von Maltose (ein Zweifachzucker) dient.

Das Enzym **Glukoseoxidase** spaltet den Traubenzucker im Honig auf und erzeugt dabei Wasserstoffperoxid[5], das keimtötend wirkt. Für die Biene hat diese Aufspaltung die Bedeutung, dass ihre Nahrungsvorräte dadurch unbegrenzt haltbar sind.

Für den Menschen entfaltet Honig auf Wunden und Schleimhäuten eine antiseptische Wirkung. Durch den niedrigen Wassergehalt entzieht Honig Bakterien Wasser und lässt sie platzen (Lehermayr, 2018).

Honig fördert das Wachstum von Fibroplasten (Wikipedia, 2018). Fibroplasten sind ein wesentliches Element bei der Wundheilung, weil sie zum Aufbau und zur Stabilisierung von Gewebe dienen. Dadurch heilen Wunden gleichmäßiger und es entsteht weniger Narbengewebe. Polyphenole und Flavone, die aus dem Nektar von Pflanzen stammen, verstärken diese Wirkung (Abdualezez, 2008).

Honig aus der Südseemyrte (Manuka), die mit dem Teebaum verwandt ist, erzeugt bei der Dehydration[6] und dem Zuckerabbau den Stoff **Methylglyoxal**, der die antibakterielle Wirkung des Honigs verstärkt. (Mavric, 2008) Die Menge des Methylglyoxals (MGO) wird im Manukahonig in mg/kg angegeben (z. B. MGO 400+ heißt mindestens 400 mg MGO/kg Honig).

Im Jahr 2005 wurde Manukahonig daher unter dem Markennamen *Medihoney* in Europa als Medizinprodukt zugelassen und wird heute besonders für großflächige Brandverletzungen und im Wundmanagement bei Dekubitus[7] und Ulkus[8] angewendet.

Die Firma Tosama aus Slowenien hat einen europäischen Honig von der Edelkastanie unter dem Markennamen *Vivamel* als medizinischen Honig auf den Markt gebracht.

Beide Produkte sind in Europa approbiert und zeigen außergewöhnliche Ergebnisse bei langwierigen und großflächigen Wunden, selbst dann, wenn andere Heilbehelfe keine Wirkung mehr zeigten.

Eine weitere Gruppe von Wirkstoffen im Honig finden wir besonders bei Waldhonig[9], es sind dies **Terpene**. Terpene sind der Hauptbestandteil der in Pflanzen produzierten ätherischen Öle und haben interessante pharmakologische Wirkungen, wenngleich vieles davon noch unerforscht ist. Terpene werden historisch nach dem Baumharz Terpentin benannt. Die gesundheitliche Wirkung eines Waldspaziergangs kann auch durch den Verzehr von Waldhonig eingefangen werden.

In Japan wurde in den 1980er-Jahren der Begriff „*Shinrin-yoku*“ geprägt, was ins Deutsche übersetzt so viel wie *Waldbaden* bedeutet. Die angenehme Wirkung von Waldluft auf den gesamten Organismus begründet sich in dem Einfluss von Terpenen auf das Immunsystem. Sie kurbeln die Produktion der natürlichen Killerzellen im Körper an.

Die Killerzellen „fressen“ genetisch mutierte, beschädigte oder durch Erreger veränderte Zellen. Dieser Teil der unspezifischen

[5] Wasserstoffperoxid wurde früher zur Wundreinigung verwendet. Die Dosierung ist aber problematisch und kann unerwünschte Effekte erzeugen. Im Honig ist es in einer Menge und Konzentration vorhanden, die zwar Keime abtötet, aber Gewebe nicht schädigt, was unter anderem dadurch erzeugt wird, weil das Enzym Glucoseoxidase ständig in geringen Mengen Wasserstoffperoxid katalysiert.

[6] Wasserentzug durch die Biene

[7] Druck- oder Wundliegegeschwür

[8] Geschwür durch tiefliegenden Substanzdefekt der Haut (z. B. offene Beine)

[9] Honig, der nicht aus Nektarien von Blüten, sondern von tierischen Honigtau-Erzeugern stammt

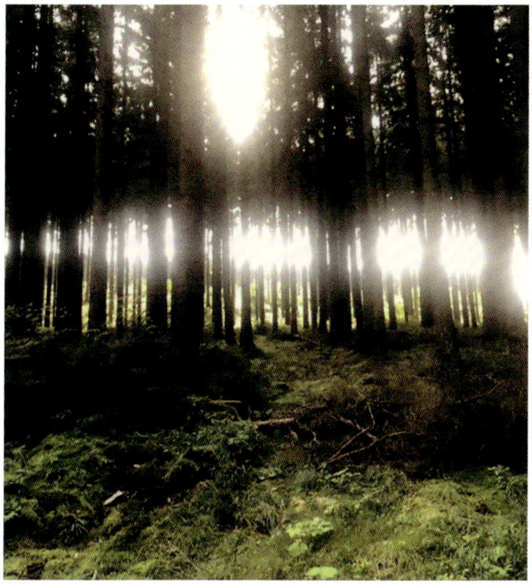

Waldluft enthält Terpene, die das Immunsystem stärken.

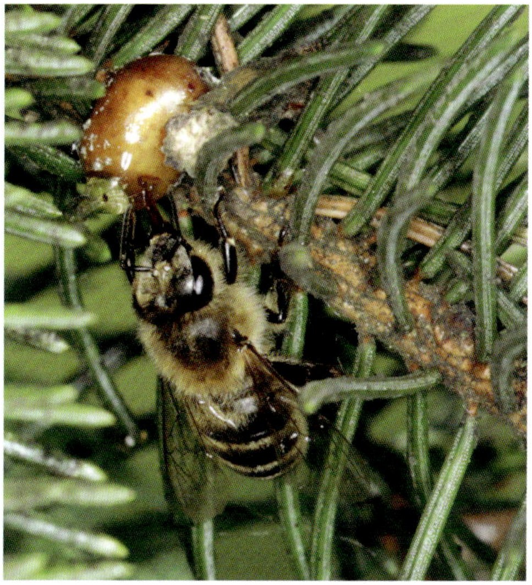

Carnica-Biene saugt Honigtau an einer Lecanie. (© IM H. P. Müllner)

Immunabwehr ist ein wertvoller Mechanismus für unser Wohlbefinden und unsere Agilität.

Entstehung von Waldhonig

Die wichtigsten Honigtauerzeuger in Mitteleuropa leben in Symbiose mit Fichten, Tannen und Lärchen. Diese Nadelbäume ziehen aus dem Boden Wasser und Mineralstoffe, die sie in ihren Kapillaren bis in die obersten Spitzen des Baumes transportieren. Durch die Photosynthese werden Zucker und Zellstoff produziert.

Lecanien und Lachniden stechen mit Stechborsten durch die Rinde der Bäume und bekommen durch die Kapillarwirkung mit bis zu 40 bar Druck den Siebröhrensaft in ihre Körper gepumpt.

Diese Honigtauerzeuger haben ein äußerst ausgeklügeltes Verdauungssystem, weil sie die Mengen an Phloemsaft (das ist der Saft des Baumes, in dem Nährstoffe und Mineralien in alle Pflanzenteile transportiert werden) gar nicht gebrauchen können, andererseits aber die geringen Mengen an Stickstoffverbindungen herausfiltern müssen, um die Bausteine für Aminosäuren zu erhalten. Für diese Osmoregulation, die sehr wirksam und komplex funktioniert, haben sie einen Filterkammerdarm. Mit diesem werden durch eine Bypassverbindung die zuckerreichen Verbindungen am Mitteldarm vorbei in den Enddarm geleitet. Die Exkretion des Darmes der Honig-

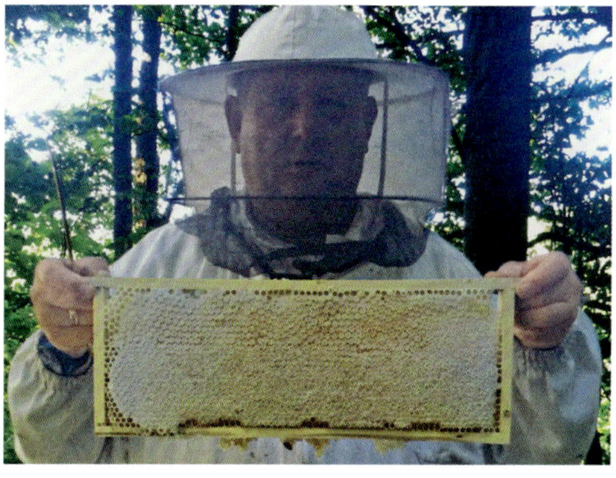

Dieser Waldhonig ist reif für die Ernte.

tauspender enthält keine Bakterien wie bei Säugetieren und ist daher mit deren Ausscheidungen nicht zu vergleichen! Dennoch muss gesagt werden, dass Honigtau eine rektale Ausscheidung ist, die aus dem Anus der Läuse hervorgeht.

Es ist bekannt, dass Ameisen durch Trommeln auf den Hinterleib der Läuse diese zur Exkretion anregen und dann direkt aus dem Anus den Honigtau aufnehmen. Bei Bienen wird angenommen, dass sie Honigtau, der von den Läusen auf die unteren Blätter tropft, dort ablecken. Das Foto zeigt jedoch, dass auch Bienen manchmal direkt an Läusen andocken.

Terpene als gesundheitsfördernde Stoffe kommen hauptsächlich in Gewürzen und stark duftendem Obst vor.

Waldhonig ist aufgrund seiner Entstehung ein besonders guter Lieferant von Terpenen!

ANWENDUNGSBEISPIELE FÜR HONIG AUF DER HAUT

Wir wollen uns nun verschiedenen Beispielen zuwenden, wie Honig als medizinisches Mittel wirkt.

Zuerst sehen wir uns die Wirkung von Honig auf großflächigen Wunden an, die schon mit anderen Mitteln erfolglos behandelt wurden.

Die Firma Tosama veröffentlichte im Rahmen einer Apitherapietagung Bilder von Patienten, die z. B. mit Silberpräparaten schon über Monate behandelt wurden, aber keinerlei Verbesserung der Wundheilung beobachtet werden konnte. Nach der Behandlung von tiefgehenden Wunden mit Honigpflaster oder Honigapplikation aus Tuben zeigten sich deutliche Verbesserungen.

Die folgenden Fälle sind Beispiele der Wirkung von medizinischem Kastanienhonig auf langwierige schwere Hautirritationen, die von unterschiedlichen Ursachen herrühren. Dennoch ist immer wieder die Behandlung mit Honig erfolgreich, wenngleich sie zeitintensiv erscheint. Allein die Tatsache, dass es positive Entwicklungen gab, rechtfertigen die lange Therapiedauer.

Eine interessante Arbeit von Tina Reisner über Wundmanagement stellt den Unterschied zwischen den zwei medizinisch verwendeten Honigen VIVAMEL und MEDIHONEY in ihrer Wirkungsweise dar. (Reisner, 2018)

Es wird in ihrer Arbeit gezeigt, dass im neuseeländischen MEDIHONEY der Wirkstoff Methylglyoxal eine antibiotische Wirkung entfaltet, die der des Honigs selbst weit überlegen ist. Daher spielt es bei diesem Produkt auch weniger eine Rolle, dass die Enzyme durch radioaktive Bestrahlung abgetötet wurden. Leider geht dabei auch eine wesentliche Wirkschiene von lebendigem Honig verloren.

Im slowenischen Honig der Edelkastanie (*Castanea sativa*) mit dem Markennamen VIVAMEL kommt ein Wirkstoff vor, den andere Honigsorten nicht aufweisen, nämlich Kinurensäure (KINA).

Kinurensäure verhindert wesentlich die Entwicklung von Biofilm, in dem sich Bakterien vermehren. (Truchado, Gil-Isquierdo, Tomas-Barberan, Allende, 2009)

Als Biofilm wird eine mehr oder weniger komplexe mikrobielle Gemeinschaft bezeichnet, die sich aus Bakterien zusammensetzen kann. Dieser kann schnell heranwachsen und sich ausbreiten. Er dient als Schutzfunktion für Mikroorganismen. Innerhalb dieser Struktur sind Bakterien gut von äußeren Einflüssen abgeschirmt. Ein Wundgrund, der mit Biofilm überzogen ist, erscheint gelartig und glänzend belegt. Dieser ist erst in einer späten Entwicklungsphase mit bloßem Auge erkennbar. Der Biofilm behindert die Wundheilung und ist aufgrund seiner spezifischen Eigenschaften schwer zu entfernen. (Protz, 2016)

Eine weitere Wirkung entsteht durch das Enzym Osmoseoxydase, das in diesem medizinischen Honig noch stark aktiv ist.

Bei beiden Wundhonigen entsteht durch den geringen Wassergehalt von ca. 20 % (ca. 80 % sind Zuckerverbindungen aus den Trachtpflanzen) eine osmotische Wirkung, die stark antibakteriell ist.

Daher sind in Summe beide Arten von Wundhonigen in der Lage, auf multifunktionelle Weise zur Wundheilung beizutragen. Beispiele zeigen sehr beeindruckend einen überragenden Vorteil gegenüber anderen konventionellen Wundversorgungen.

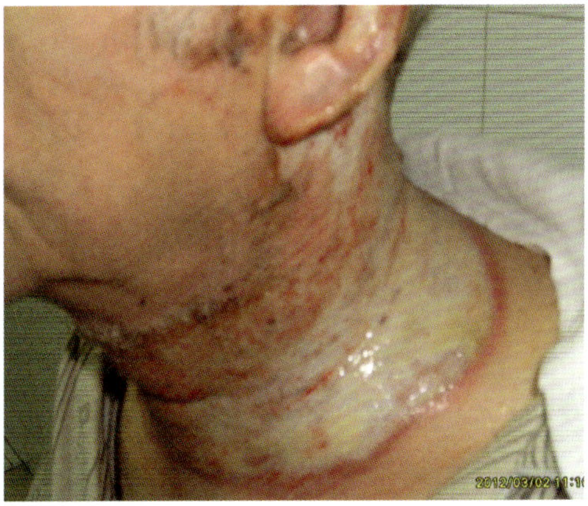

Brandverletzung an einem 67 Jahre alten Patienten (© Tosama)

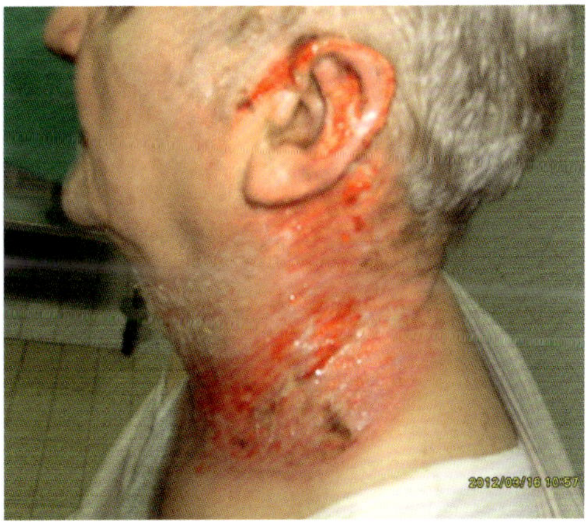

Zwei Wochen nach der Anwendung des Wundpflasters Vivamel mit 5-maligem Verbandswechsel (© Tosama)

Honig und Brandverletzung

Im ersten Fall wurde ein **67 Jahre alter Mann** behandelt, der eine schwerwiegende **Brandverletzung** aufwies.

Die Brandverletzung wurde zwei Wochen erfolglos mit Silbersulfadiazin behandelt. Trotz der Behandlung erkennen wir auf dem ersten Bild großflächige Eiterherde.

Der Eiter verschwindet nach zwei Wochen Behandlung mit dem Honigpflaster Vivamel (5 Verbandwechsel). Die starke Rötung der Haut zeigt die gute Durchblutung und den Heilungsprozess.

Auf den folgenden Bildern ist die Entwicklung der Wundheilung 2 Monate und 2,5 Monate nach der Honigbehandlung zu sehen.

Beim Heilungsprozess in den weiteren Wochen fällt auf, dass kaum Narbengewebe entstanden ist.

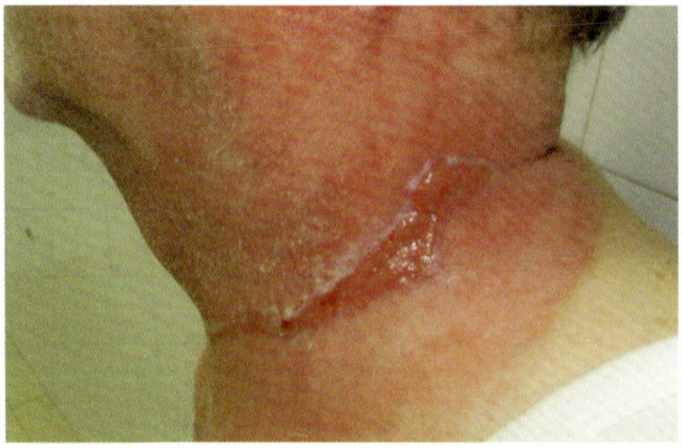

Weitere zwei Wochen später, die Wunde ist fast verheilt. (© Tosama)

Honig und Ulkus am Bein

Bei dieser 71-jährigen Patientin lag ein Ulkus im Beinbereich vor (Ulcerus cruris venosum). Das ist die am schlechtesten heilende chronische Hautwunde des Unterschenkels.

Sechs Monate wurde versucht, den Ulkus mit Silberalginat-Wundauflagen zu behandeln. Diese klassische Behandlungsmethode soll die Bakterieninfektion durch freie Silberionen reduzieren. Trotz der langen Behandlungsdauer verschlimmerte sich die Wunde. Sogar nach sechs Monaten Behandlung sehen wir frischen Eiter und eine sich vergrößernde Wundfläche.

Sechs Wochen nach Beginn der Wundbehandlung mit dem Wundpflaster VIVAMEL hat sich die Wundfläche halbiert. Die offenen Gewebeflächen zeigen eine gute Durchblutung. Das zeigt, dass die Regenerations- oder Epithelisierungsphase eingeleitet wurde. Einwandernde Epithelzellen wachsen vom Wundrand her ein, sie nutzen dabei die feuchte Oberfläche des Granulationsgewebes. Die Zellschicht verdickt sich durch Mitose und führt zum vollständigen Wundverschluss.

Drei Monate später sehen wir eine weitere Halbierung des Wundareals. Der Heilungsprozess schreitet gut voran.

Der Heilungsprozess verläuft zwar langsam, aber stetig. Eine völlige Heilung des Ulkus ist absehbar.

Nach achtmonatiger Behandlung war die Wunde verschlossen.

In beiden Fällen können wir beobachten, dass der Eiter in kürzester Zeit verschwindet und das nekrotische Gewebe wieder durchblutet wird. Die weißen Wundränder zeigen deutlich die Zellaktivität und den Aufbau von neuem Gewebe an.

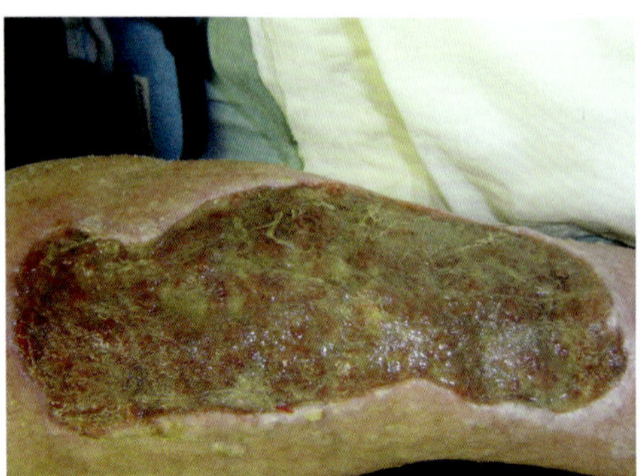

Ulcerus cruris venosum einer 71-jährigen Patientin nach 6-monatiger Silberalginat-Behandlung (© Tosama)

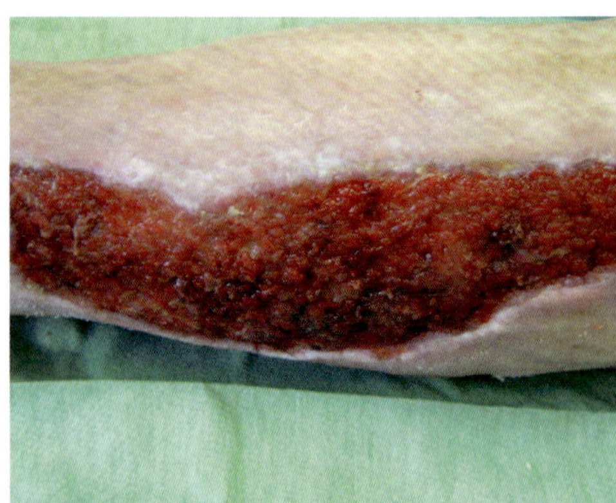

Ulcerus cruris venosum nach 6-wöchiger Behandlung mit dem Honigpflaster (© Tosama)

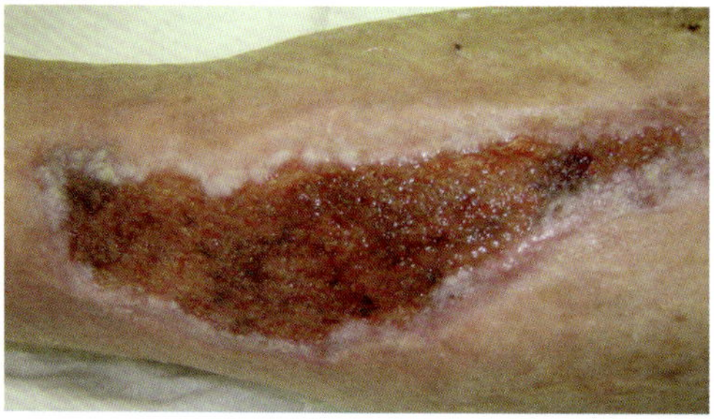

Drei Monate nach Behandlungsbeginn mit VIVAMEL-Pflaster (© Tosama)

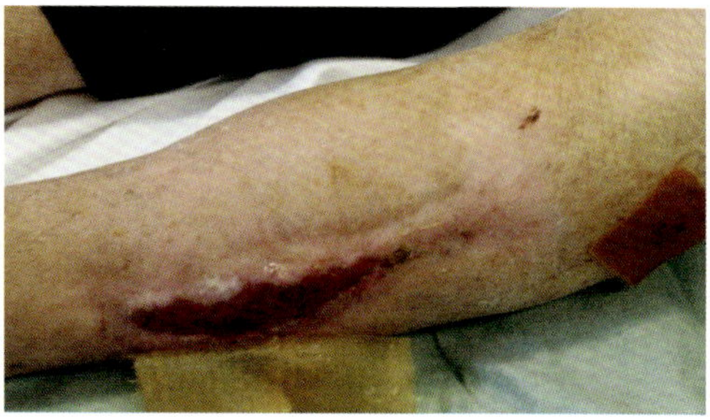

Erfolg der Wundbehandlung nach siebeneinhalb Monaten (© Tosama)

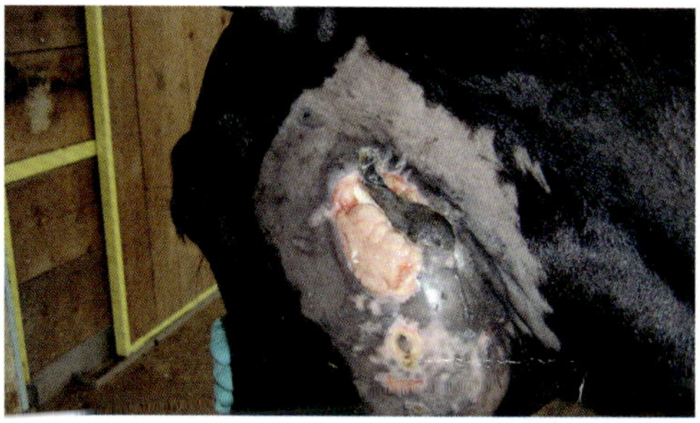

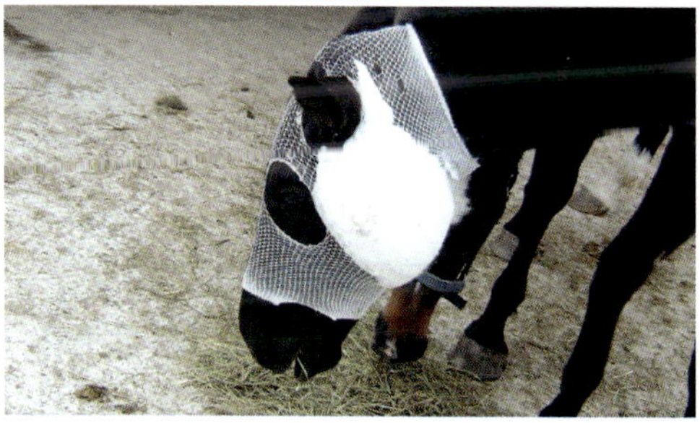

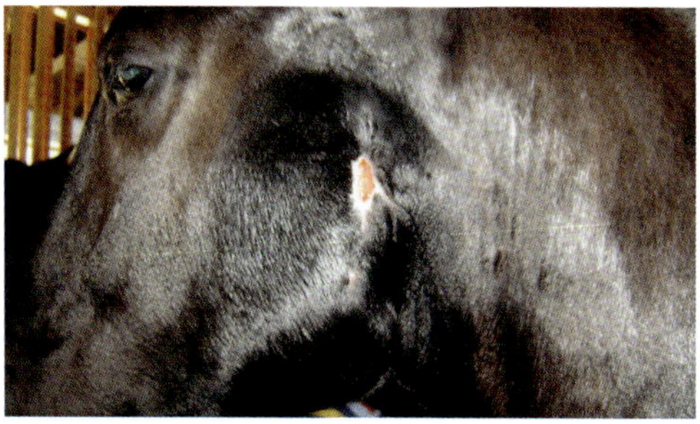

Die Entwicklung der Wundheilung bei einem Pferd nach einer 5-wöchigen Behandlung der Wunde mit Honig (© Tosama)

Ein wesentlicher Vorteil von Honigbehandlungen ist, dass es keine Nebenwirkungen gibt und sich keine Resistenzen entwickeln.

Auch im Bereich der Veterinärmedizin gibt es gewaltige Erfolge mit den Wundauflagen mit Honig.

Honig im kosmetischen Bereich

Es sei noch erwähnt, dass **Gesichtsmasken mit Honig** eine hervorragende Wirkung bei Akne und anderen Hautproblemen haben, wie sie bei Jugendlichen gern in der Pubertät auftreten. Nach der Maske mit lauwarmem Wasser das Gesicht zu waschen und mit der Propoliscreme Natur pur zu pflegen, ist wichtig. Dies reinigt die Haut, lindert den Juckreiz und verhindert damit die Narbenbildung, die durch ständiges Kratzen entsteht.

Natürlich wirkt Honig als Gesichtsmaske für jede Schönheitsbehandlung. Es gibt die unterschiedlichsten Rezepte für Honigmasken mit den verschiedensten Zusatzstoffen, die auch als Peeling zur Reinigung und Erneuerung der Haut dienen. Der reinigende Effekt von Honig und die Feuchtigkeit, die er der Haut spendet, verjüngen jedenfalls das Aussehen.

Wissenschaftliche Kritik an der Wirkung von Honig

Manche Wissenschaftler reden dennoch die Behandlung mit Honig schlecht.

Die Online Plattform Cochrane[10] schreibt über die Behandlung von akuten und chronischen Wunden, dass eine Evidenz hoher Qualität für die Heilung von Brandwunden 2. Grades besteht (um vier bis fünf Tage schneller als mit konventionellen Wundverbänden).

Sie sagen jedoch, dass Behandlungen mit Honig bei Verbrennungen, gemischten akuten und chronischen Wunden, Dekubitus, Fournier'schen Gangränen, venösen Beingeschwüren, kleinen akuten Wunden, diabetischen Fußgeschwüren und Leishmaniose die bestehende Evidenz meist von niedriger oder sehr niedriger Qualität ist. Es wurden 26 Studien mit 3.011 Patienten für diese Beurteilung herangezogen. Die Autoren geben jedoch zu, dass das Design verschiedener Studien die Ergebnisse unglaubwürdig scheinen lassen. (Jull AB, 2018)

Als Erstes fällt auf, dass nur wenige Patienten in doch relativ vielen Studien untersucht wurden.

Viele Studien, die offensichtlich verschiedene Ziele verfolgten, sind schwer vergleichbar.

Es ist nicht leicht herauszufinden, was die Ursache dieser Divergenzen ist, die dazu führten, die Wissenschaftlichkeit der Ergebnisse kleinzureden.

Jedenfalls stellt sich die Frage, warum Honig bei schweren Verbrennungen gut wirken soll und bei kleineren Wunden oder Dekubitus aber nicht? Das scheint doch unlogisch zu sein.

Liegt es daran, dass es zu wenig Geld für die Erforschung der Wirkung von Honig gibt? Sind Förderstellen an diesen Ergebnissen nicht interessiert und gibt es deswegen so wenige Studien?

Offensichtlich gibt es Handlungsbedarf, um die Evidenz der Wirkung von Honig genauer darzustellen.

Wir wünschen uns, dass in Zukunft mit mehr Enthusiasmus und wissenschaftlicher Neugierde an das Thema herangegangen wird.

[10] www.cochrane.org stellt in unzähligen Sprachen Informationen und Studien zu gesundheitsbezogenen Themen zur Verfügung. Die Autoren arbeiten wissenschaftlich und ohne finanzielle Interessen in dem Netzwerk zusammen. Damit wollen sie glaubwürdige Informationen zusammenstellen, die Grundlagen zu vernünftigen Behandlungsentscheidungen schaffen.

HONIG IM ATEMWEGSBEREICH UND AUF SCHLEIMHÄUTEN

Hustensäfte

Es ist nicht nur eine Binsenweisheit, dass Honig bei Erkältungskrankheiten hilft. Jeder Apotheker lernt in seiner Ausbildung, wie man einen **Hustensaft mit Honig** zubereiten kann.

Interessanterweise bekommt man aber in Apotheken keine Honighustensäfte – warum ist das so?

Zwei Gründe werden wohl hauptsächlich dabei im Spiel sein. Zum einen hat Honig als Grundprodukt einen hohen Preis, der die Handelsspanne der Apotheken schrumpfen lässt, wenn man es mit den Mitteln vergleicht, die aus der Pharmaindustrie kommen. Der zweite Grund mag den Berufszweig der Apotheker ein wenig entlasten und in ein besseres Licht rücken.

Gesetzliche Rahmenbedingungen fordern von Apothekern eine immer bessere Qualitätskontrolle. Honig als Naturprodukt – noch dazu in kleinteiligen Betrieben hergestellt – kann selten (oder nur mit hohen Kosten verbunden) Zertifikate über Reinheit, Unbedenklichkeit und die medizinische Wirkung haben. Daher werden auch in Zukunft diese Naturprodukte eher ein Nischendasein führen und nur in selbsterzeugten Hausmitteln oder in Reformhäusern als Nahrungsergänzungen einen Platz finden.

Eine wesentliche Aufgabe der Österreichischen Apitherapiegesellschaft sehe ich darin, die APITERRA[11]-Standards nicht nur bei Imkereibetrieben zu etablieren, sondern Lobbyarbeit zu betreiben und auch die gesetzliche Verankerung von APITERRA-Produkten zu forcieren. Nur so kann Honig wieder im medizinischen Alltag seinen richtigen Platz finden. Im Internet findet man unzählige Hustensaftrezepte mit Honig.

Verschiedene pflanzliche Stoffe, die zusätzlich positive Wirkung bei Erkältungskrankheiten haben, bekommt man in Reformhäusern, Drogerien und im Lebensmittelhandel. Dazu zählen z. B. Thymian, Salbei, Kamille, Fenchel, Anis, Spitzwegerich, Königskerze, Gewürznelken, Süßholzextrakt, Ingwer, Zwiebel und viele andere Naturkräuter und Lebensmittel.

Bei der Herstellung von Hustensäften ist darauf zu achten, dass wässrige Auszüge von Kräutern (Tee), mit Honig vermischt, eine geringe Haltbarkeit aufweisen, weil diese Mischungen bald in Gärung gehen. Dieser Effekt kann durch Aufbewahrung der Säfte im Kühlschrank verzögert werden.

Eine Alternative dazu stellen alkoholische Auszüge aus Kräutern dar, die dem Honig zugesetzt werden können.

Es ist besonders darauf zu achten, dass Honig, der als Therapeutikum verwendet wird, nicht über Pasteurtemperatur erhitzt wird, um die Enzyme im Honig nicht zu schädigen. Das stellt zwar eine gewisse Herausforderung dar, ist aber mit einigen Überlegungen und bewusster Vorgehensweise durchaus machbar.

[11] APITERRA ist ein Qualitätsstandard, der bei vorbildlichen Imkereibetrieben durch Betriebskontrolle und Qualitätssicherung geprüfte Bienenprodukte sicherstellt. Die Österreichische Apitherapiegesellschaft überwacht APITERRA-Betriebe.

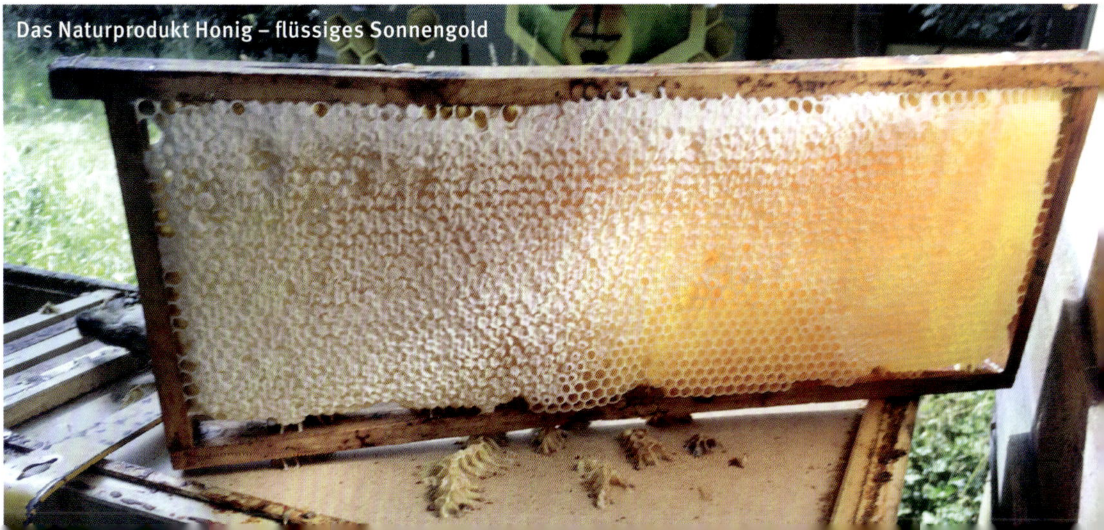

Das Naturprodukt Honig – flüssiges Sonnengold

Eine weitere Möglichkeit, die Wirkung von Honig für Schleimhäute zu entfalten, ist Oxymel – Sauerhonig. Auf dieses jahrtausendealte Heilmittel gehen wir später noch ein.

Inhalationen mit Honig

Eine interessante Anwendung von Honig habe ich durch Zufall entdeckt. Als ich vor einigen Jahren vor dem Abfüllen einer Honigcharge den Leitwert messen wollte, quälte meine Frau eine böse Stirnhöhleneiterung.

Ich dachte mir, wenn Honig auf der Haut so fantastische Heilwirkung entfalten kann, muss das auch auf den Schleimhäuten und in den Nebenhöhlen funktionieren.

Es entstand die Idee, Honigwasser mit Propolis zu inhalieren. Nachdem wir ein Kaltinhalationsgerät haben, das eigentlich zur Vernebelung von ätherischen Ölen mittels Ultraschall gedacht ist, füllte ich ein Honig-Wasser-Gemisch in dieses Gerät ein und setzte ein paar Tropfen Propolis zu.

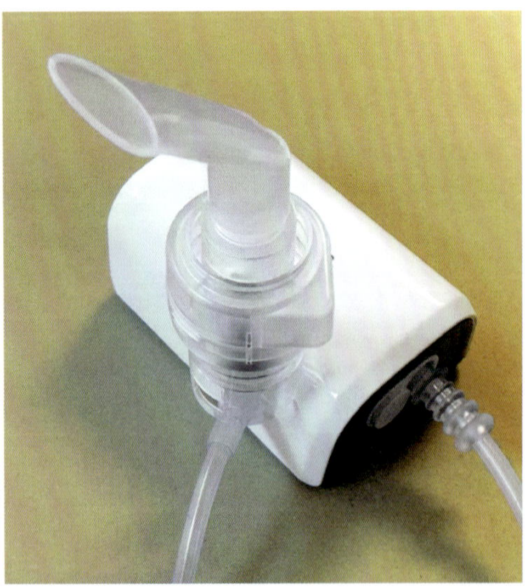

Kaltinhalator für Honig

Nach der ersten Inhalation lösten sich vereiterte Teile und die Nebenhöhlen wurden wieder frei.

Ich verfeinerte die Methode und konzentrierte die Honig-Wasser-Lösung auf ein Mischungsverhältnis von 1:1; dazu gebe ich 5 Tropfen Propolis. Damit kann der Inhalator immer noch gut umgehen, die Vernebelung funktioniert einwandfrei und die Wirkung auf die Schleimhäute ist optimiert. Bis zur Genesung hat meine Frau einmal täglich inhaliert.

Diese Inhalatoren gibt es im Fachhandel ab einem Preis von ca. 40 €.

Rezept für Inhalationen mit Honig
Wasser – Honig im Verhältnis von 1:1
5 Tropfen Propolis

Honig im Magen-Darm-Bereich

Die Wirkung von Honig auf die Magen- und Darmschleimhaut wollen wir nicht im Detail besprechen. Es ist jedenfalls von Bedeutung, dass es auch hier zu positiven Effekten bei diversen Störungen, wie z. B. bei Magengeschwüren, Reizdarm und ähnlichen Beschwerden, kommt. Dosierungen von Honiggaben sind hier schwer zu bestimmen, da es stark auf die Herkunft (verschiedene Wirkstoffe von Blüten), den Säuregehalt des Honigs und die genaue Erkrankung des Patienten ankommt. Es wird wohl erforderlich sein, im Selbstversuch die Grenzen und den Nutzen auszuloten.

Honig und Zahnschmelz

Ich habe es leider schon mehrfach erlebt, dass Zahnärzte vor dem Genuss von Honig warnen.

Honig hat einen hohen Säuregehalt (pH-Wert bei Blütenhonig zwischen 3 und 4,6; Waldhonig 4 bis 5,5; vgl. pH neutral: 7). Er

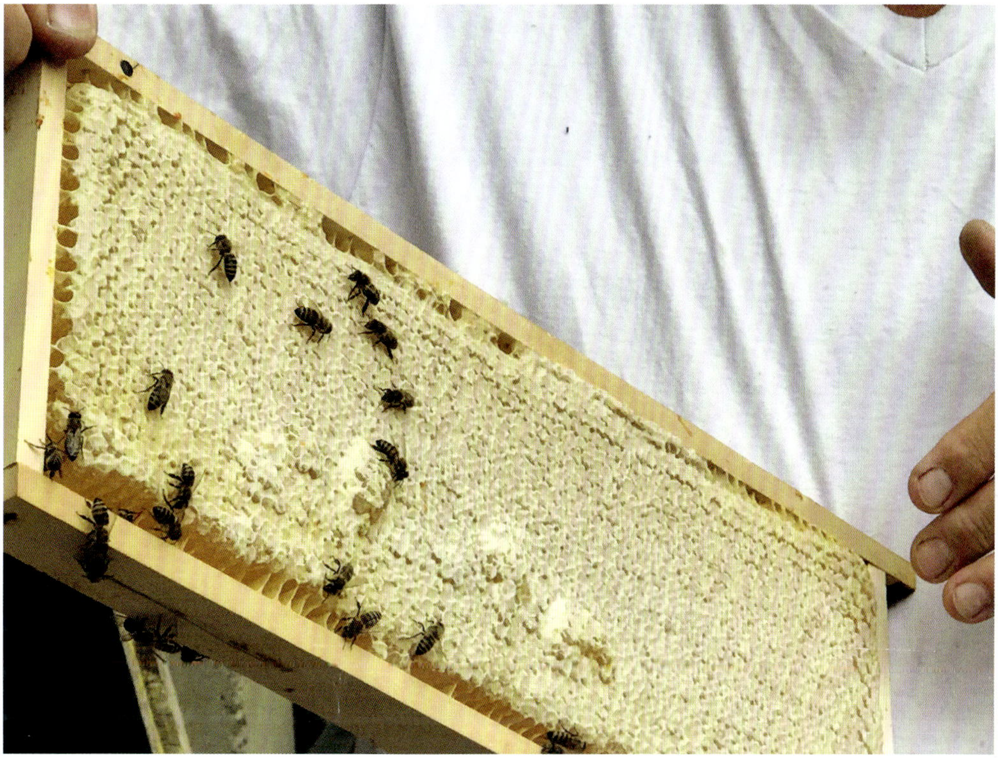

Reifer Blütenhonig – welcher Genuss!

soll den Zahnschmelz angreifen und aufgrund des Zuckers, der unter der Einwirkung von Streptokokken Säuren, vor allem Milchsäure, erzeugt, Karies verursachen.

Andere Bakterien lassen auch Essigsäure, Brenztraubensäure, Propionsäure, Valeriansäure entstehen. Dieses saure Milieu im Zahnplaque schädigt den Zahnschmelz und demineralisiert ihn. Außerdem begünstigt es das Wachstum von kariogenen Bakterien.

Dieser Effekt ist bei Zuckerkonsum und insbesondere bei zuckerhaltigen Getränken mit Säuerungsmittel (Kohlensäure, Zitronensäure ...) zu beobachten.

Wenn man gegenüberstellt, dass der durchschnittliche Österreicher in den letzten 10 Jahren 36,3 kg Zucker pro Jahr (leicht fallend) (Statista, 2020) bei einem Honigverbrauch von 1 kg pro Jahr konsumiert (Statista, 2020), kann man sich nicht vorstellen, dass Honig in der Mundhygiene eine negative Rolle spielt, wohl eher unser Zuckerkonsum.

Ist es aber wirklich so, dass Honig Karies verursacht?

Prof. Dr. Jost Heinrich Dustmann, Vorstand des Bienenforschungsinstitut Celle von 1975 bis 2000, fasst die Diplomarbeit von I. Behrens zusammen. In der Untersuchung wird der Zusammenhang der Entwicklung von Karies in einem Zuckermilieu erklärt und **warum Honig die Entwicklung von Karies sogar hemmt** (Dustmann, 2018):

„In dieser Arbeit wurde der Frage nachgegangen, wie die kariogenen Eigenschaften des Honigs unter Laborbedingungen – nicht unter klinischen Verhältnissen – zu beurteilen sind. Erfüllt naturbelassener Honig, dessen antibakterielle Eigenschaften seit Langem bekannt und für diverse Bakterien wissenschaftlich belegt sind, wirklich alle Voraussetzungen für das Kariesgeschehen? Übt ein solcher Honig gegebenfalls auf den Erreger der Zahnkaries Streptococcus mutans eine wachstumshemmende Wirkung aus? Diese Studien konzentrierten sich vor allem auf die so genannte Honiginhibine, die durch die Tätigkeit des Bienenenzyms Glucoseoxidase (GOX) entstehen. Die Aktivität dieses Enzyms führt in verdünnten Honiglösungen, auch im Speichel zur Bildung und Anhäufung von H_2O_2, das die eigentliche antibakterielle Wirkung hervorruft. Um eine Hemmwirkung auf das Bakterium nachzuweisen, bedienten wir uns verschiedener bakteriologischer Testverfahren. Ferner wurde die Säureproduktion und die Bildung der erwähnten Vielfach-Zucker (Dextrane, Glucane) von Streptococcus-mutans-Kulturen beobachtet. Sowohl im Reihenverdünnungstest wie im Agar-Diffusionstest erwiesen sich die im naturbelassenen Honig vorhandenen Inhibine, als das GOXH_2O-System, als wachstumshemmend für das kariogene Bakterium Streptococcus mutans. Den gleichen Hemmeffekt konnten wir auch mit dem käuflich zu erwerbenden reinen Enzym GOX erzielen. Dieses Enzym diente wie auch handelsübliches Wasserstoffperoxid als Standard für unsere Testreihe. Die Hemmwirkung, die nur bei unerhitztem, Inhibin enthaltendem Honig eintrat, war darüber hinaus durch signifikante Erniedrigung der Wachstumsrate, der Keimdichte und der Verlängerung der Keimverdoppelungszeit von Streptococcus nachweisbar. Die Hemmwirkung des Honigs im Agar-Diffussionsverfahren stand in enger Korrelation zu den Peroxidwerten, die aus der Aktivität des Honigenzyms Glucoseoxidase (GOX) entstanden waren. (Inhibine können durch Erhitzen des Honigs reduziert oder zerstört werden – siehe Kapitel Honig, S. 32). Wie eingangs erwähnt, bildet das Bakterium Streptococcus mutans vor allem aus Rohzucker (Saccharose) extrazellulär das Polysaccharid Dextran, das den gefürchteten, zur Kariesentstehung notwendigen Plaque-Belag als Haftbasis für die Bakterien liefert. Honig enthält jedoch nur sehr wenig Rohrzucker, in manchen Sorten weniger als 1 %, und erfüllt daher keineswegs die gleichen Voraussetzungen zur Plaque-Bildung wie ein saccharosereiches Substrat. Dementsprechend war bei unseren Versuchen die Bildung von extrazellulären Polysacchariden (Dextran) in einer mit Honig versetzten Bakterienkultur nicht nachweisbar. Setzen wir statt Honig jedoch Rohzucker (Saccharose) bei den Bakterienkulturen ein, so wurden beträchtliche Mengen an Dextran gebildet. Es soll nicht bestritten werden, dass die im Honig reichlich vorhandenen Einfach-Zucker (Trauben- und Fruchtzucker) durch das Bakterium Streptococcus mutans in Säuren, vor allem in Milchsäure, abgebaut werden können, das heißt, dass vom Honig eine bakterielle Säurebildung ausgehen kann. Werden die Bakterien – wie in unseren Tests nachzuweisen – jedoch in ihrem Wachstum gehemmt, ist auch eine verminderte Säureproduktion zu erwarten. Dementsprechend konnten wir in all den Kulturen, denen als Substrat naturbelassener, inhibinreicher Honig zugesetzt war, eine verminderte Säureproduktion nachweisen. Der Inhibin-Wert des Honigs ist hierbei von entscheidender Bedeutung. Wahrscheinlich werden auch die gegebenenfalls im Honig geringfügig

enthaltenen Mengen an Rohrzucker in Säure abgebaut, bedingt durch ein spezielles, bakterielles Enzymsystem, das nur bei niedrigen Rohrzuckerkonzentrationen in Aktion treten soll, sofern die Bakterien in ihrem Wachstum nicht durch die Honiginhibine gehemmt werden.

Zusammenfassend ergeben sich zwei wichtige Befunde:

1. Die nachweisliche Hemmwirkung der Honiginhibine auf das kariogene Bakterium Streptococcus mutans führt u. a. zu einer verminderten Säureproduktion.

2. Honig bietet als rohrzuckerarmes, z. T. sogar rohrzuckerfreies Substrat diesem Bakterium keine geeignete Voraussetzung, da die Dextran-Bildung als Grundlage für die Plaque entfällt.

Auch wenn es sich hierbei nur um Reagenzglasbefunde handelt, kann man den Schluss hieraus ziehen: Die Befunde sprechen gegen eine im Vergleich zu den übrigen kohlenhydrathaltigen Lebensmitteln angeblich besonders ausgeprägte Kariogenität des Honigs, vorausgesetzt, es handelt sich dabei um einen naturbelassenen, inhibinhaltigen Honig. Beim Verzehr von inhibinfreien Honigen und bereits am Zahn vorhandener Plaque wird man eine kariogene Wirkung nicht ausschließen können. In welchem Ausmaß Honig in Verbindung mit anderen Nahrungsmitteln oder auf bereits mit Plaque – und damit Bakterien – belegten Zähnen Karies fördert, sollen klinische Versuche zeigen. Im Übrigen soll abschließend auf Folgendes verwiesen werden: Honig kann zwar unangenehm an Händen und Füßen kleben, aufgrund seiner wasserlöslichen, hydrophilen Eigenschaften „klebt" er jedoch keineswegs an den vom Speichel umspülten Zähnen, wie fälschlicherweise im Zusammenhang mit Karies immer wieder behauptet wird. In dieser Hinsicht vergleiche man einmal Honig mit Schokoladeerzeugnissen, Karamellbonbons und ähnlichen, zum Naschen dienenden Süßigkeiten."[12]

Das hebt natürlich wieder hervor, wie wichtig es ist, **lebendigen (inhibidreichen) Honig** zu konsumieren. Am besten ist es, möglichst nah am Produzenten (den Imker im Ort ...) seine Bezugsquelle zu haben, da diese Produkte weder industriell verfälscht noch verarbeitet oder behandelt wurden.

[12] Arbeitsgemeinschaft der Institute für Bienenforschung. Tagungsbericht aus Mayen vom 18.–20. März 1987. https://www.apidologie.org/articles/apido/pdf/1987/04/Apidologie_0044-8435_1987_18_4_ART0005.pdf

OXYMEL (SAUERHONIG)

Eine sehr alte Form eines Honigproduktes, die in letzter Zeit wieder eine Renaissance erlebt, ist die Mischung von Honig und Essig zum so genannten Oxymel.

Einige Rezepte gehen auf die Griechen zurück und sind schon über 2.500 Jahre alt. Die Zusammensetzung variiert zumeist ein wenig, und zwar rund um 70 % Honig und 30 % Essig.

Oxymel entfaltet durch verschiedene organische Säuren eine antibakterielle und antioxidative Wirkung.

Daher ist es ein wirksames Therapeutikum bei verschiedenen Atemwegserkrankungen, wie Husten, Asthma, grippalen Infekten oder Bronchitis.

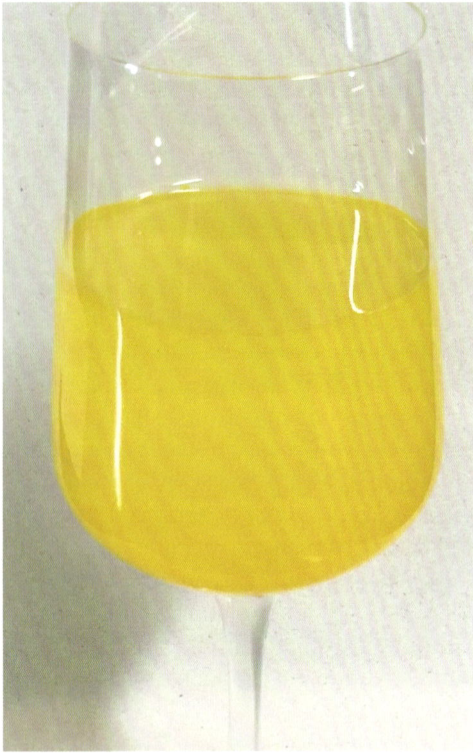

Oxymel mit Curcuma und Ingwer als Erfrischungsgetränk

Verschiedene Rezepte wirken als Entgiftungsmittel für Leber, Magen oder Darm.

Andere sind als Isotonikum beim Sport oder als alkoholfreier Gesundheitstrunk, mit Wasser verdünnt, ein Mittel zur Stärkung der Gesundheit oder einfach zum erfrischenden Genuss.

Meist werden diesen Mischungen noch Kräuter, Gewürze, Wurzeln oder Früchte beigegeben, die Einfluss auf Wirkung und Geschmack haben.

Als Beispiele seien aufgezählt:

- **Kräuter/Gewürze:** Anis, Basilikum, Chili, Fenchel, Kardamon, Kampfer, Lungenkraut, Muskat, Melisse, Minze, Nelken, Rosmarin, Salbei, Senf, Spitzwegerich, Wacholder, Vanille, Wermut, Zimt.
- **Wurzeln:** Curcuma, Galgant, Enzianwurzel, Engelwurz, Ingwer, Kalmuswurzel, Kren, Rosenwurz, Sellerie, Süßholz, Knoblauch, Zwiebel.
- **Blüten:** Hollunder, Lavendel, Kamille, Rosen, Ringelblume, Safran, Veilchen.
- **Früchte:** Granatapfel, Himbeere, Heidelbeere, Orange, Sanddorn, Zitrone.
- **Verschiedene Öle**

Grundsätzlich gibt es 2 verschiedene Zubereitungsarten:
Kalt oder **heiß** zubereitete Mischungen aus Honig, Essig und Gewürzen.

Die traditionellen Rezepte sind meist aufgekocht, neue Oxymel-Rezepte werden oft nur kalt angerührt und nach einer gewissen Zeit abgeseiht.

Für Imker ist es kaum vorstellbar, den Honig mit Essig aufzukochen und dennoch eine gesundheitliche Wirkung zu erzielen. Eine wesentliche Folge des Erhitzens von Honig ist die thermische Zersetzung des Fruchtzuckers, wobei sich Hydroxymethylfufural (HMF) bildet. Beim Honig zeigt es an, dass er durch Wärmeeinwirkung keine enzymatische Tätigkeit mehr aufweist.

Allerdings hat HMF auch eine gesundheitliche Wirkung, deshalb haben die heiß zubereiteten Oxymelrezepte sehr wohl eine apitherapeutische Bedeutung.

In ihrer Diplomarbeit schreibt Stefanie Hauser, dass HMF als ultraselektives Zytostatikum (Mittel gegen Krebszellen) funktioniert, weil es einerseits Ammoniak bindet, das sich in Krebszellen vermehrt anreichert, und andererseits Radikalelektronen langfristig bindet, die durch den speziellen Stoffwechsel von Krebszellen dort vermehrt entstehen. (Hauser, 2011)

Offensichtlich führt der höhere HMF-Wert in gekochtem Oxymel zu einer antioxidativen, entzündungshemmenden und harnsäuresenkenden Wirkung.

Eine große Sammlung von Oxymelrezepten und ihre apitherapeutische Wirkung findet sich in dem Buch: „Das große Buch vom Oxymel – Medizin aus Honig und Essig“ von Gabriela Nedoma. (Nedoma, 2019)

HONIG IN DER ERNÄHRUNG – PROBLEM DIABETES

Diätologen lernen in ihrer Ausbildung leider nichts über die Wirkung von Honig. Daher raten sie des Öfteren von dem Genuss dieses wertvollen Lebensmittels ab und empfehlen, stattdessen Diätmarmeladen zu essen.

Wieviele Broteinheiten hat eine Portion Honig?

Natürlich kann man jetzt sagen, das kommt auf den Portionierer an und ist individuell unterschiedlich. 3 Esslöffel Honig im Tee oder Müsli ist für manche eine Portion.

Gehen wir davon aus, dass 100 g Honig ca. 6 Broteinheiten darstellen.
Ein Esslöffel sind ca. 10 g oder 0,6 Broteinheiten.

Ein gestrichener Teelöffel hat in etwa 40 % eines Esslöffels, das bedeutet 0,24 Broteinheiten.

Ich verwende für einen Brotaufstrich meist so viel Honig, wie auf der Rückseite des Teelöffels kleben bleibt, wenn ich ihn durch den Honigtopf ziehe. Durch den intensiven Geschmack des Honigs ist das immer noch so viel, dass ich den vollen Genuss erlebe. Das sind dann gerade mal etwas mehr als 0,1 Broteinheiten.

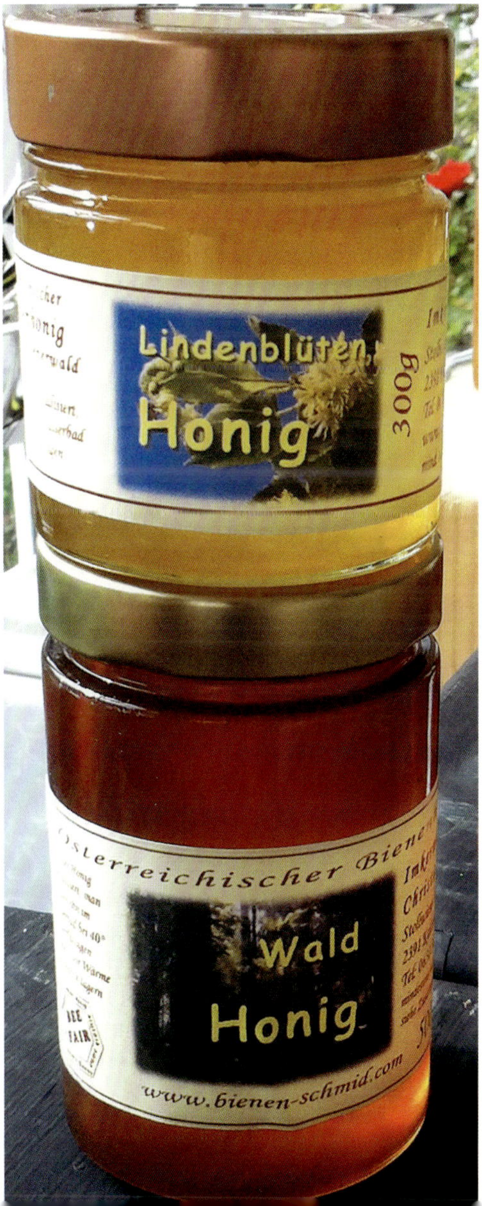

Honig ist auch für Diabetiker, in Maßen genossen, gesund.

Wenn jemand eine Extrawurstsemmel isst, fordert er von seiner Bauchspeicheldrüse viel mehr an Arbeit als bei einem Vollkornbrot mit Honig.

Der Satz „Ich bin Diabetiker und darf daher keinen Honig essen." kann also nicht gelten.

Ich habe einige Diabetiker als Kunden, die nicht auf die gesundheitliche Wirkung von Honig verzichten wollen. Allerdings ist zu beachten, dass man Heißhunger nach Süßem als Diabetiker nicht durch maßlosen Honigkonsum stillen darf!

Interessant ist eine genauere Betrachtung der Wirkung verschiedener Honigsorten auf den Insulinhaushalt (oder den Insulinbedarf) des menschlichen Organismus.

Der Glykämische Index

Dazu soll als erstes ausgeführt werden, dass der Glykämische Index (GI) eines Lebensmittels ein Maß zur Bestimmung der Kohlenhydratmenge ist, hingegen die Glykämische Last (GL) besser die Wirkung eines Lebensmittels auf den Körper beschreibt. Der Grund dafür ist, weil die Glykämische Last berücksichtigt, wie viele Ballaststoffe enthalten sind, wie hoch die Energiedichte eines Lebensmittels ist und wie viel Energie der Körper für die Aufspaltung braucht.

Der **Glykämische Index** beschreibt, wie sehr der Blutzuckerspiegel nach dem Verzehr von kohlenhydrathaltigen Lebensmitteln ansteigt, also wie schnell der Zucker aus dem Essen ins Blut gelangt. Ein hoher GI bedeutet, dass der Blutzucker schnell und hoch ansteigt.

Als Vergleichswert nimmt man reine Glukose mit einem GI von 100. Hat ein Produkt nun einen Wert von 60 (mittel) oder 20 niedrig), so ist dessen Wirkung auf den Blutzucker und auf die Insulinausschüttung im Vergleich 60 % bzw. 20 % so stark wie die von Traubenzucker.

Da die **Glykämische Last** oder Ladung GL die Kohlenhydratdichte eines Produktes berücksichtigt, ist in der Anwendung die GL oft hilfreicher als der GI.

Glykämische Last = Glykämischer Index durch 100-mal Kohlenhydratmenge der Mahlzeit, je Menge.

Als Formel dargestellt:
GL = GI/100*Kh

Die folgende Tabelle zeigt sehr aufschlussreich, dass manche Lebensmittel zwar den gleichen Glykämischen Index haben, sich aber in ihrer Wirkung auf den Körper wesentlich unterscheiden.

So sind z. B. der Glykämische Index von Karotten, Weißbrot und Haushaltszucker gleich, aber die Wirkung dieser Lebensmittel auf den Insulinhaushalt kann unmöglich dieselbe sein!

Tabelle aus www.jumk.de (Kummer)

Lebensmittel	Glykämischer Index	Glykämische Last
Traubenzucker	100	20
Waldhonig	90	13,5
Blütenhonig	55	8,5
Haushaltszucker	70	14
Karotten	70	5,0
Weißbrot	70	33,6

Eine noch genauere Darstellung der Wirkung verschiedener Honige auf den Menschen findet man in der Arbeit von Prof. Dr. Aloys Berg und Prof. Dr. Daniel König aus Freiburg (siehe Tabelle unten).

Zusammenfassend lässt sich also sagen, dass der Genuss von Honig für Diabetiker kaum eine Rolle spielt, was das Krankheitsbild dieser Stoffwechselerkrankung betrifft, allerdings viele andere Wirkungsweisen des Honigs auch für diese Patientengruppe unverzichtbar sind.

GI und GL in Honigsorten (König, 2008)

Sorte	KH	KH	Fru	FGR	GI	GL	II	Glu	H_2O
Florale Zudordnung	g/100 g	g/20 g							
20 g Glukose Referenz	100	20	0	0	100	20	100	25	0
Lindenblüte (erhitzt)	80,7	16,1	38,5	1,11	49,2	7,9	60,4	34,6	16,2
Blütenhonig	82,9	16,6	39,6	1,04	51,3	8,5	52,4	38,3	15,8
Akazienhonig	80,4	16,1	43,5	1,49	53,0	8,5	48,9	29,2	16,0
Heidehonig	76,0	15,2	40,2	1,30	53,3	8,1	49,1	30,9	18,4
Edelkastanienhonig	75,6	15,1	39,3	1,62	53,4	8,1	49,0	24,4	17,0
Lindenblüte (unerhitzt)	76,6	15,3	37,0	1,11	55,9	8,6	61,0	33,3	16,3
Rapshonig	79,0	15,8	37,9	0,97	64,0	10,1	57,0	38,9	17,5
Waldhonig*	75,8	15,2	31,1	1,17	88,6	13,5	63,0	26,7	14,9

Waldhonig ernhält im Gegensatz zu den übrigen Honigsorten einen hohen Anteil an Melezitose: 10,0

KH = Anteil Kohlenhydrate

Fru = Fruktosegehalt lg/100 g Honig; FGR = Fructose-Glucose-Quotient

GI = Glykämischer Index; GL = Glykämische Last; II = Insulinämischer Index

Glu = Glukosegehalt (g/10 g Honig), H_2O = Wassergehalt (%)

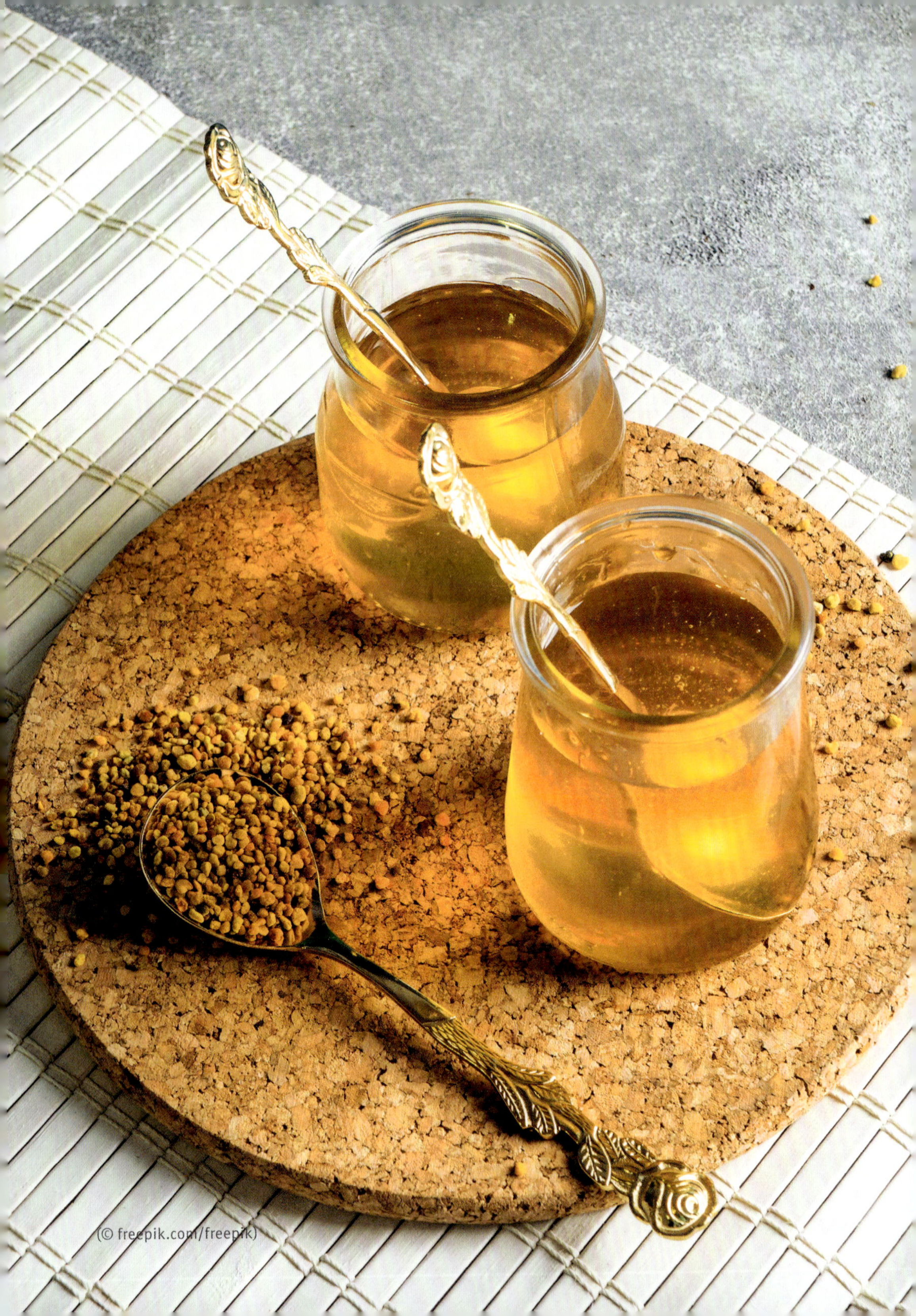

(© freepik.com/freepik)

PROPOLIS

ZUSAMMENSETZUNG VON PROPOLIS

Bienen sammeln Harz von Bäumen und Knospen, ähnlich wie Blütenpollen, an ihren Hinterbeinen. Mit dem Harz schützt die Pflanze verletzte Rindenteile oder Blütenknospen vor Infektionen durch Bakterien oder dem Befall von Pilzen.

Durch Fermente, die die Bienen dem Harz hinzufügen, entsteht der außerordentlich wertvolle Stoff Propolis.

Im Bee Product Science von Stefan Bogdanov (Bodganov, Sammeln von Propolis, 2018) wird Meyer, W. zitiert („Propolis bees" and their activities. Bee World 1956; 37, (2): S. 25–36).

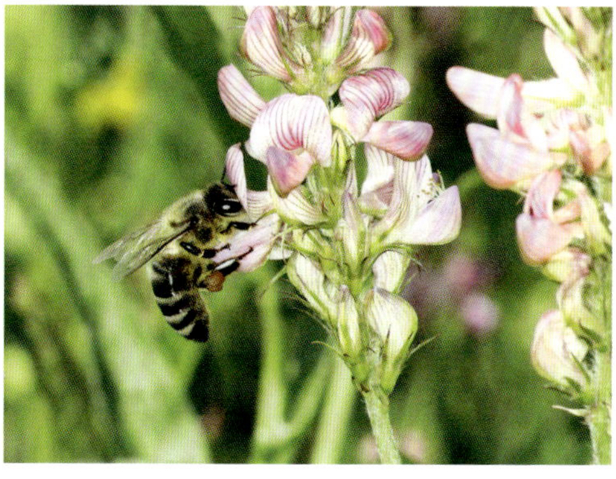

Eine Biene trinkt Nektar nach dem Sammeln von Propolis.

Dort heißt es:

„Das Sammeln von Propolis wurde im Detail 1956 von Meyer beschrieben. Danach beschäftigen sich nur sehr wenige der Arbeiterbienen, welche in der Regel nicht jünger als 15 Tage sind, mit dem Propolissammeln. Sie sind für diese Tätigkeit spezialisiert. Nach den Beobachtungen von Meyer sammeln die Bienen Propolis am Ende des Nachmittags, so lange es weich ist. Mit ihren Mandibeln nehmen die Bienen den Harz aus der Knospe und ziehen, bis der Faden reißt. Das Stück Harz wird dann wie Pollenhöschen in den Stock transportiert. Während der Sammelzeit vermischt die Biene das Harz mit Sekreten der Mandibulardrüsen. Pro Flug sammelt die Biene ca. 10 mg Propolis. Wenn man annimmt, dass ein durchschnittliches Bienenvolk pro Jahr 100 g Propolis sammelt, braucht es dafür 100.000 Sammelflüge. Je nachdem, wo die Biene Propolis sammelt, hat es eine unterschiedliche Farbe. Auch die Zusammensetzung variiert von Pflanzenart zu Pflanzenart. Im Durchschnitt sammelt in Europa ein Bienenvolk 50–150 g pro Jahr."

Inhaltsstoffe von Propolis (Bodganov, Inhaltsstoffe von Propolis, 2018)

Stoffgruppe	% im Rohpropolis
Kohlenwasserstoffe, Wachse, hochmolekulare Ester, Ether und Ketone, höhere Fettsäuren, Steroide	5–40 %
Polyphenole: Chalkone, Dihydroxychalkone, Flavanone, Flavone, Flavonole	5–50 %
aromatische Säuren, Ester aromatischer Säuren mit Alkoholen, Terpenoide, Alkohole, Aldehyde, Ketone	1–25 g/100 g
Aminosäuren, Zucker, Vitamine, Mineralstoffe	1–10 g/100 g

(Quelle: Bee Product Science, 2010)

Die Tabelle wurde nach Daten aus Ghisalberti 1974; Greenaway 1990; König, Dustmann 1988; Marcucci 1995 und Serra Bonvehi et al. 1994 zusammengestellt. Die quantitativen Angaben sind Schätzungen. Es sind bis heute mehr als 200 verschiedene Substanzen in Propolis identifiziert worden.

WIRKUNG VON PROPOLIS

Propolis hat folgende Wirkungen in biologischen Experimenten gezeigt:

- Bakterizid gegen Hunderte verschiedener Bakterien, vor allem gegen gram-positiven Eiterbildner, hemmt auch *Helicobacter pylori*, was Ulkus beim Menschen verursacht.
- verstärkt die Antibiotika-Wirkung und vermindert die Bildung von Antibiotika-Resistenzen
- entzündungshemmend
- antiviral (z. B. gegen Herpes-Viren)
- fungizid
- gegen verschiedene Parasiten (z. B. Trichonomaden)
- hemmt das Wachstum bestimmter Krebszellen
- fördert die Regeneration
- antioxidativ
- immunmodulierend
- lokal betäubend, schmerzstillend, spasmenlösend
- keimhemmend (= Samen keimen nicht aus)
- leberentgiftend und -schützend
- choleretisch (gallflussanregend)
- verbessert die Durchblutung
- hemmt das Zusammenklumpen der Blutzellen
- erhöht die Mobilität der Drohnenspermien

(Quellen: König, Dustmann 1988; Marcucci 1995; Sorkum et al. 1997; Watzl, Leitzmann 1999; Yamamoto 1997, Ghisalberti, 1974, Die Propolis, 1974) aus Bee Product Science, 2010 (Bogdanov, 2018)

Wichtig ist, dass allergene Reaktionen bei Propolis häufiger vorkommen als bei Apitoxin, allerdings sind die Auswirkungen nie so dramatisch, wie das beim Gift passieren kann. Zumeist gibt es nur Hautrötungen oder eine leichte Schwellung der Zunge.

ANWENDUNGSMÖGLICHKEITEN VON PROPOLIS

Klassische Imkereianwendungen

Als Imker stellen wir natürlich in erster Linie **Propolistropfen** als Alkoholauszug her. Hier sehen wir den klaren Vorteil der Bio-Imkerei gegenüber konventionellen Betrieben. Ähnlich wie im Wachs sammeln sich in Propolis besonders Varroazide an. Imkereien, die weitestgehend auf Varroabekämpfungsmittel verzichten, sind hier natürlich auf einem Produktniveau, mit dem andere kaum mithalten können. Es gibt die unterschiedlichsten Ansätze, um fast nur biotechnische Bekämpfungsstrategien zu verfolgen bis hin zum völligen Verzicht auf organische Säuren (siehe z. B. https://www.bienenschmid.at/alternatives-varroakonzept/).

Leider sind für konventionelle Imkereien in Österreich jetzt wieder zwei Mittel zugelassen, die Nervengifte enthalten, und zwar Flumethrin (Handelsname PolyVar Yellow, sogar rezeptfrei, aber apothekenpflichtig, Stand: 12/2020) und Amitraz (unter den Handelsnamen APITRAZ und APIVAR, zum Glück wenigstens rezept- und apothekenpflichtig, Stand: 12/2020).

Diese leidliche Entwicklung hebt dadurch die Bedeutung der organischen Betriebsweise (BIO) wieder auf ein Podest und macht sie umso reizvoller!

Die Tropfen haben eine fantastische Wirkung im **Atemwegsbereich**. Direkt auf die Zunge und möglichst lange im Mund behalten, wirken sie sowohl gegen Erkältungen wie auch entzündete Zahnfleischprobleme.

Äußerlich auf **Fieberblasen** (*Herpes simplex*) aufgebracht, bringt es die Ausbreitung der Infektion sofort zum Stillstand. Das Abheilen der Fieberblase geht zwar dennoch mit einer Schrundbildung einher, kann aber mit der *Propolis Natur pur Creme* erträglicher gestaltet werden und ist deutlich kürzer als ohne die Propolisbehandlung.

Die Tropfen für den **Magen-Darm-Bereich** gibt man am besten auf ein Stück Brot, das man dann sofort hinunterschluckt.

Wenn man die Tropfen Kindern verabreicht, kann man den Alkohol vom Propolis trennen, indem man den Alkohol 10 Minuten verdunsten lässt. Bei Erkältungskrankheiten sollte dann das Brotstück möglichst lange im Mund eingespeichelt werden, bevor man es schluckt.

Eine alkoholfreie Variante von Propolistropfen wird mit Hilfe von Oxymel hergestellt. Auch diese Form entfaltet eine gute Wirkung und ergänzt die auf Alkoholbasis hergestellten Propolistropfen, da es Bestandteile im Propolis gibt, die nicht alkohollöslich sind, aber sehr wohl von Wasser, Essig und Honig aufgenommen und transportiert werden können. Näheres darüber im Kapitel über Oxymel.

Eine sehr moderne Verarbeitung von Propolis ist die **Beimengung** von **Propolis**, das vorher zur Herstellung von Tropfen verwendet worden ist, zu **Cremehonig**.

Das wirkt ein wenig wie der zweite Aufguss eines Teebeutels – ist es aber wahrlich nicht!

Einerseits sind nach einem alkoholischen Auszug immer noch viele Wirkstoffe im Propolis vorhanden, andererseits sind die nicht alkohollöslichen Inhaltsstoffe immer noch für den menschlichen Organismus verfügbar. Für dieses Produkt muss Propolis nochmals getrocknet und gefroren, abermals gerieben und dann in Cremehonig eingerührt werden.

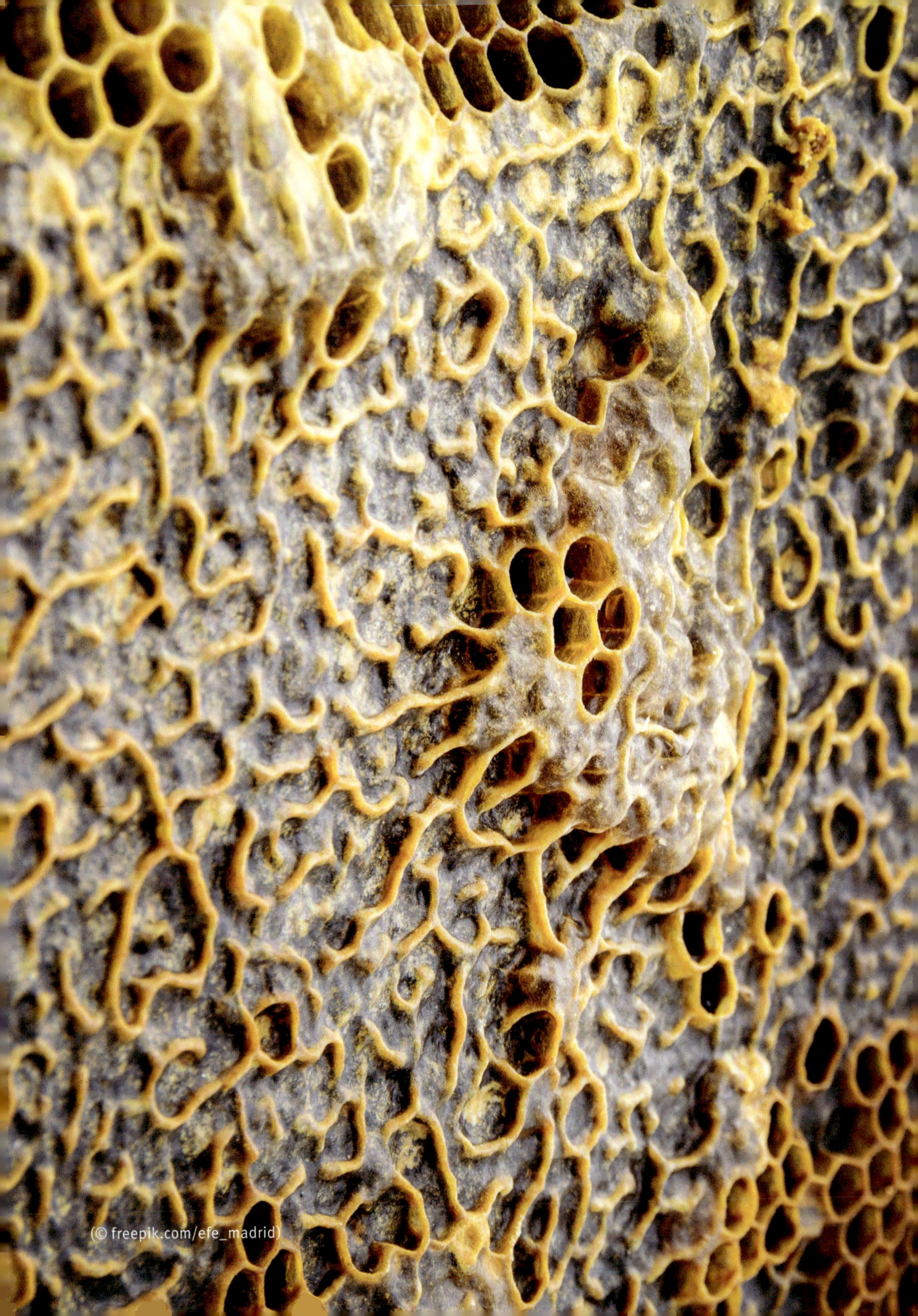

(© freepik.com/efe_madrid)

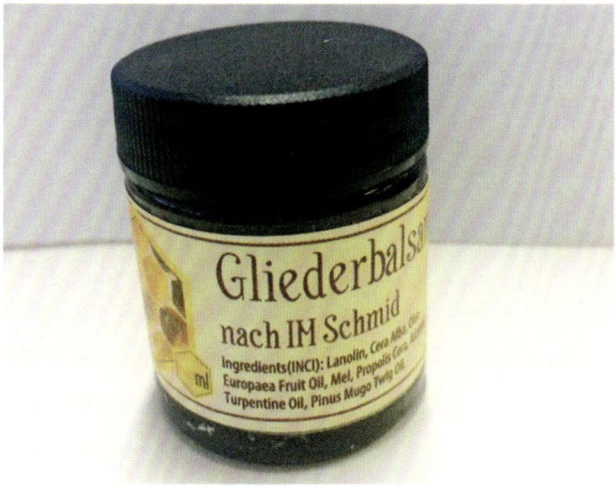

Eigenes Rezept einer Propoliscreme für Gelenkschmerzen

Viele Imker stellen auch **Propoliscremen** her. Dabei werden Propolistropfen verwendet und mit verschiedenen anderen Substanzen, die unterschiedliche Wirkungen entfalten können, zu Cremen verarbeitet. Es gibt derzeit **zwei vom Imkerbund approbierte Rezepte** (Propolis Natur pur Creme und Propoliscreme nach Zangerl), die auch die Erfordernisse der *Europäischen Standards für die Herstellung von kosmetischen Mitteln* erfüllen.

Propoliscreme Natur pur kann auf alle offenen Wunden aufgetragen werden. Sie wirkt auch auf Sonnenbränden, trockenen Lippen, Schuppenflechte oder Akne, im Grunde auf jeder Hautirritation. Manche verwenden sie auch gegen Fieberblasen oder auf Hämorrhoiden. Bei Neurodermitis bewirkt sie eine Linderung des quälenden Juckreizes.

Propoliscreme nach Zangerl wird für schmerzende Gelenke verwendet, wie z. B. bei Arthrosen und Arthritis, kann aber auch bei Erkältungen und Muskelverspannungen eingesetzt werden, da Latschenkiefernöl und Lärchenterpentin stark durchblutungsfördernd wirken und so auch bei diesen Beschwerden Erleichterung verschaffen.

Einige Imker sind den Weg gegangen, den auch ich beschritten habe, und haben eigene Rezepturen entwickelt, Sicherheitsbewertungen dafür anfertigen lassen und diese im CPNP-Register eingetragen.

Es gilt zu bemerken, dass **die Herstellung von kosmetischen Mitteln** seit der letzten **Gewerberechtsnovelle (2017)** ein freies Gewerbe ist und keine Ausbildung oder einen Befähigungsnachweis erfordert.

Sie findet allerdings nicht im bäuerlichen Nebengewerbe Platz und zieht daher einiges an amtlichen Formalitäten nach sich, zum Beispiel Meldepflicht, Steuerpflicht und Sozialversicherungspflicht bei unterschiedlichen Freigrenzen.

Mitnahmeprodukte am Markt oder im Ab-Hof-Verkauf

Es gibt eine Unzahl von Propolisprodukten, die unser Angebot bereichern können, sei es bei unserem Auftritt auf Bauernmärkten oder in unserem Hofladen.

Auch hier muss angemerkt sein, dass laut österreichischer Rechtsordnung entweder ein Handelsgewerbe erforderlich ist oder ein Verkauf im Namen und auf Rechnung des Produzenten erfolgen kann (z. B. Mitnahmeprodukte für befreundete Nachbarbetriebe, um das Sortiment zu erweitern; es kann auf Gegenseitigkeit beruhen und damit werden verschiedene Märkte abgedeckt).

In Wien finden sich zwei interessante Betriebe, die Produkte mit Honig oder Propolis anbieten.

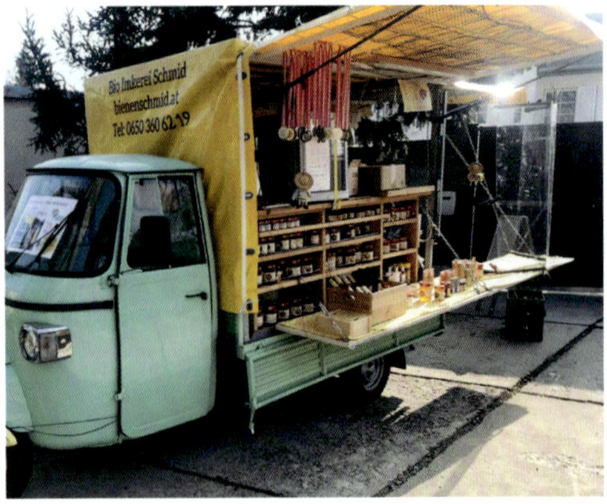

Mit unserem mobilen Marktstand sind wir regelmäßig auf Märkten zu finden, um den Kunden unsere Produkte vorzustellen.

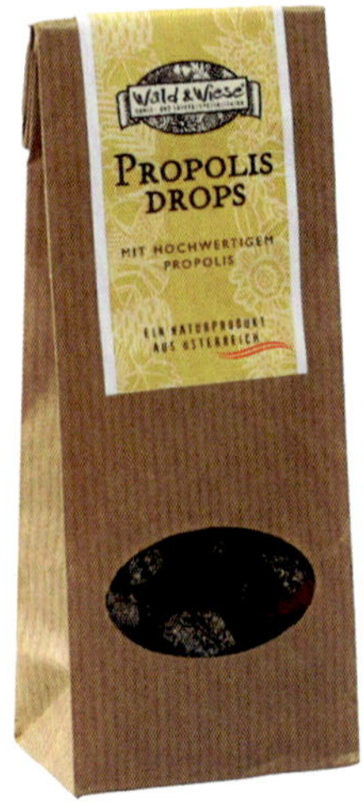

Propolis Drops von „Wald und Wiese“

Zum einen gibt es in Wien VII in der Kaiserstraße die Firma **Wald und Wiese** (http://www.waldundwiese.at/). Diese hat z. B. Propolisdrops, Honiggummibärchen und verschiedene andere Honig- oder Propolisprodukte. Für Wiederverkäufer werden ordentliche Rabatte gewährt, auch für verhältnismäßig geringe Mengen, wie 50 Einheiten. Damit kann man mit dem gleichen Verkaufspreis nicht nur kostendeckend verkaufen, sondern auch noch einen kleinen Gewinn lukrieren.

Propolis Drops, eine italienische Rezeptur mit Süßholz und Propolis, sind als Lutschbonbons nicht nur bei Erkältungen eine Wohltat, sie haben auch eine entzündungshemmende Wirkung auf das Zahnfleisch. Sie sind lecker und können auch vorbeugend angewendet werden.

Der zweite Betrieb befindet sich in Wien X, es ist die Firma **Haslinger**. Sie erzeugt verschiedene kosmetische Produkte, wie Shampoos, Duschgels, Seifen und Badelotions, mit Honig und/oder Propolis. Auch hier werden Wiederverkäufer mit ordentlichen Rabatten belohnt, wodurch sich eine ähnliche Situation ergibt, wie zuvor beschrieben. (http://www.haslingerseifen.at/)

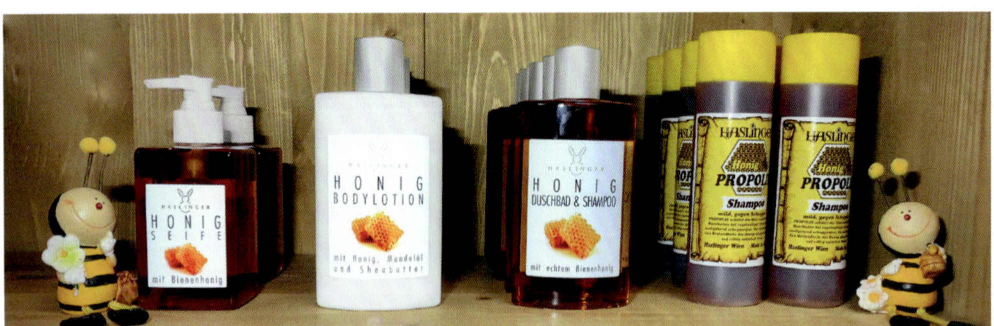

Honigseife flüssig, Bodylotion, Honig Duschbad und Shampoo und Propolis-Shampoo der Firma Haslinger Seifen

Es finden sich auch zahlreiche **andere Anbieter von Propolis Produkten**, wie z. B. Zahncremen, Mundwasser, Nasensprays, Kapseln ... z. B. bei der Firma https://www.propolis.eu/ oder auch https://imkergut.de/

Propolair-Verdampfer

Die italienische Firma Kontak hat ein interessantes Produkt auf den Markt gebracht, das zwar kaum jemand von uns Imkern vertreiben wird, wir aber dennoch bewerben sollten: den Propolair-Verdampfer.

In dem Gerät wird entweder reines Propolis oder Propolis mit 5 % Weihrauch soweit erhitzt, dass es als Dampf in die Raumluft abgegeben wird.

Es gibt verschiedene Varianten des Verdampfers, mit und ohne Ventilator, auch eine Ionisierung der Raumluft ist möglich.

Für den Innenraum von KFZs wird eine 12-V-Lösung angeboten, die am Zigarettenanzünder angeschlossen werden kann.

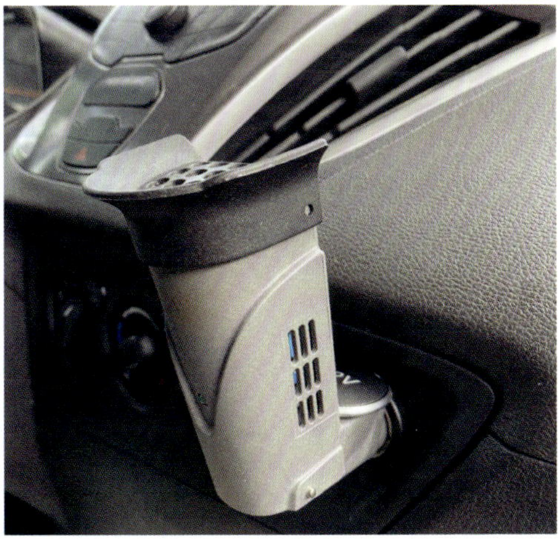

Der Propolair-Verdampfer fürs KFZ sorgt auch im Auto für gesunde Luft.

Geschichte des Propolair-Verdampfers

Im Jahr 1992 entdeckte ein asthmakranker Imker aus dem Piemont, dass er beim Abdampfen seiner Honigwaben plötzlich frei atmen konnte. So entstand die Idee für den Propolis-Verdampfer. Jetzt ist es möglich, die wohltuende Wirkung von Propolisdämpfen auch abseits von Bienenständen und zu jeder Zeit zu genießen.

Im Verdampfer wird das unbehandelte Propolis in einer fingerhutähnlichen Kapsel erwärmt. Dabei werden die im Propolis enthaltenen flüchtigen Wirkstoffe, wie ätherische Öle, Terpene, Flavonoide und aromatische Substanzen, wirkungsvoll freigesetzt und verteilen sich kaum wahrnehmbar in der Raumluft. Durch diesen Vorgang entsteht eine wohltuende Wirkung in den Wohnräumen. Beim Einschalten des Gerätes werden das in einer Kapsel befindliche Propolis (95 %) und der Weihrauch (5 %) pulsierend erwärmt, wobei die Temperatur anfangs auf 62 °C (Schmelzpunkt des Wachsanteils) und anschließend weiter bis zu einer optimalen Temperatur für die Freisetzung der Komponenten gebracht wird und wieder auf 62 °C abfällt.

Diese Temperaturschwankungen erzeugen Konvektionsbewegungen in der flüssigen Masse, wodurch die Abgabe verschiedenster Substanzen an die Luft begünstigt wird. Auf diese Weise können die Wirkstoffe, aus welchen der flüchtige Anteil besteht, entweder über die Atemwege oder aber perkutan über die Haut aufgenommen werden und damit ihre Wirkung auf den gesamten Organismus ausdehnen. Weihrauch ist ein jahrtausendealtes Hausmittel. Die beigegebene Menge tötet zusätzlich Viren und Bakterien ab, die vom Propolis nicht erreicht werden.

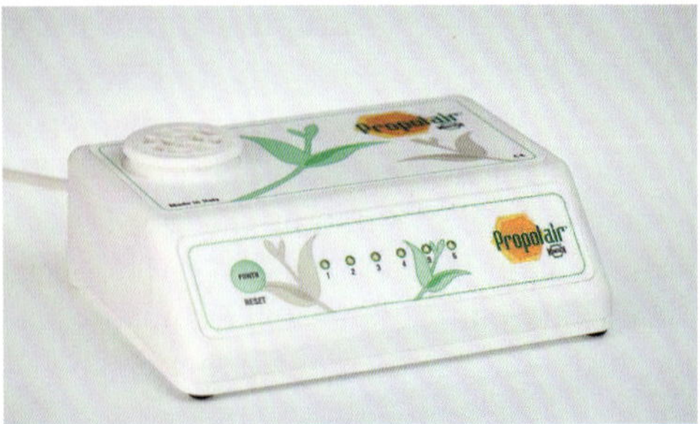

Einfacher Propolair-Verdampfer (© Kontak)

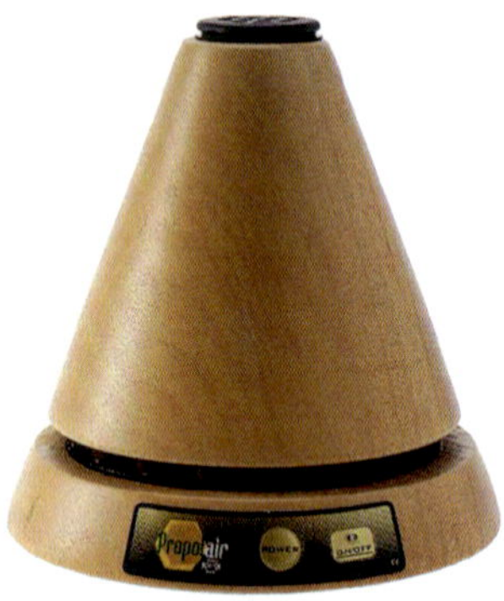

Exklusiver Propolair-Verdampfer aus Holz mit Ionisator und Ventilator (© Kontak)

In Italien wurden verschiedene Studien über die Wirkung der Verdampfung von Propolis durchgeführt.

Zum Beispiel über die mikrobiologische Belastung der Luft in einer Schule in Turin vor Verwendung des Verdampfers und nach dreitägiger Propolisverdampfung. Dabei wurde eine Verringerung der mikrobiologischen Aktivität um 71,3 % festgestellt.

(Quelle: Public Health Lab. Biotoxicological sectio, Local Healths Unit No. 5 in Grugliasco (Turin/Italy) in collaboration with Work Safety and Health Service, Local Health Unit No. 5 in Collegno (Turin/Italy) and Basic medicine Service, Local Health Unit No. 5 in Villarbasse (Turin/Italy). Veröffentlicht in: Biologi Italiani no 2 (Average daily microbial reduction using kontakt vaporizer of propolis, 1996)

Positive Wirkungen zeigen sich nicht nur in der Bekämpfung von Krankheitserregern, sondern auch in der Reduktion von Schadstoffen, wie z. B. in Abgasen mit polyzyklischen aromatischen Kohlenwasserstoffen und Benzol.

Genauere Ausführungen über verschiedene Versuche siehe: https://propolair.at/media/pdf/36/db/4c/Propolair_Innovation_English_German.pdf

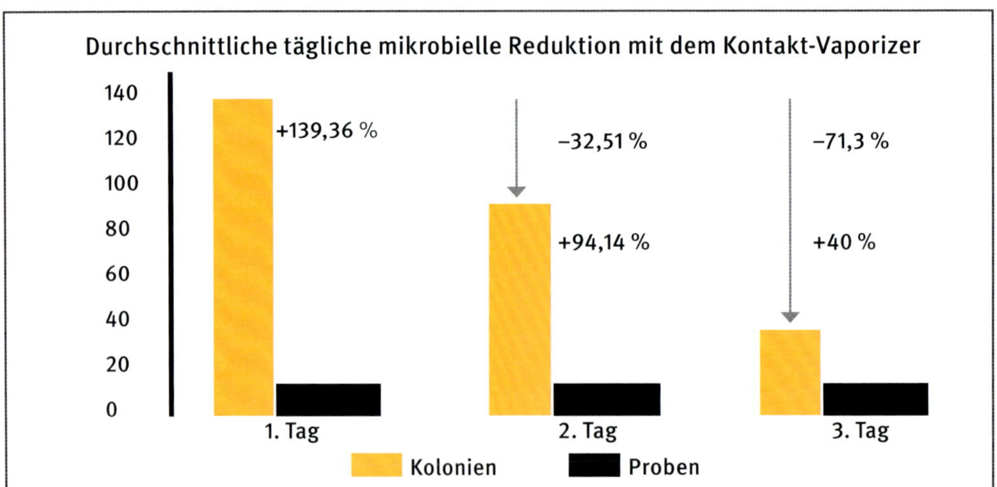

Propolis-Verdampfer von Medikoel

Seit einiger Zeit ist auch ein Propolisverdampfer aus Slowenien am Markt. Das Gerät eignet sich nicht nur zur Verdampfung von Propolis in Räumen, sodass der Imker auch das eigene Propolis gut verwenden kann.

Es verfügt über einen Aufsatz für eine Atemmaske und ist daher auch für Inhalationen geeignet. Das Propolis wird dabei in einem Schmelztiegel auf ca. 90 °C erhitzt und kann über einen Schlauch eingeatmet werden.

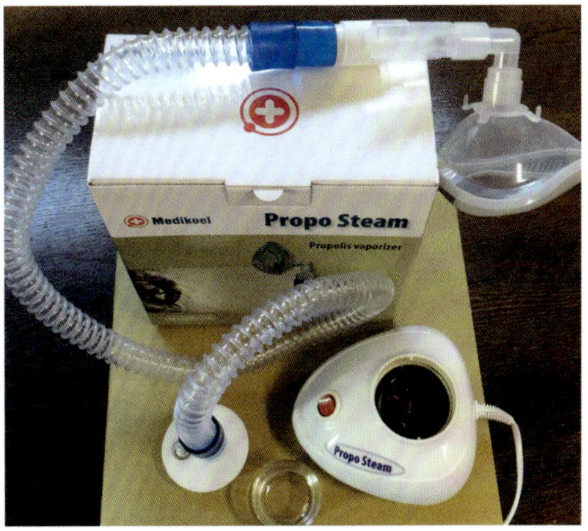

Propo-Steam Verdampfer zur Propolisverdampfung im Raum (© Medikoel)

Ähnlich wie bei den Inhalationen mit Honig kann hier das Propolis Keime auf den Schleimhäuten der Atemwege abtöten.

Der Unterschied in der Wirkung zu Honiginhalationen ist sicher darin zu sehen, dass hier eher die Vermehrung von Viren und Bakterien auf den Schleimhäuten vermieden wird, wohingegen die Honiginhalation auch Eiter und Verschleimungen zu bekämpfen imstande ist, also zu einem späteren Zeitpunkt der Infektion ihre Wirkung entfalten.

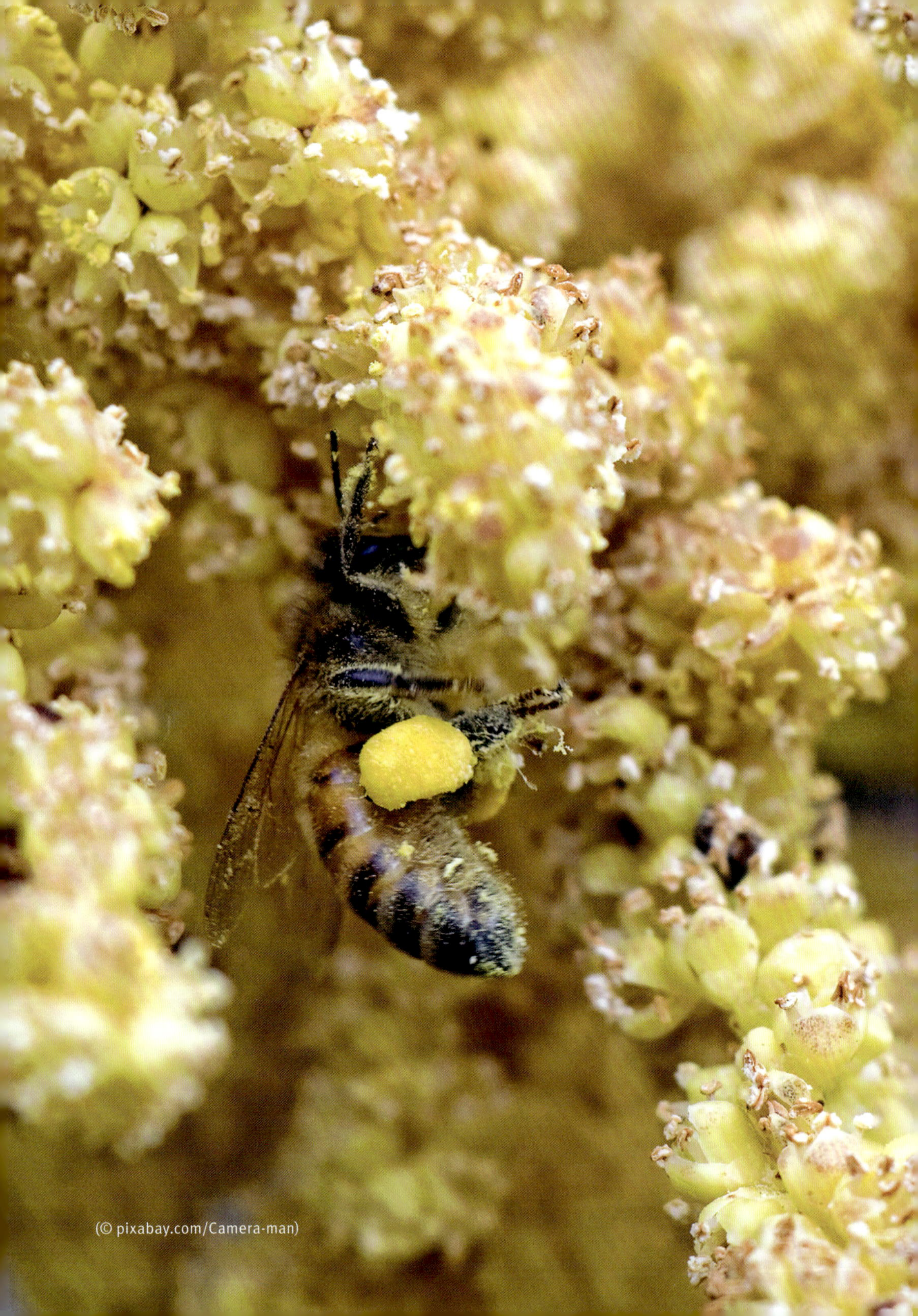

(© pixabay.com/Camera-man)

BLÜTENPOLLEN

ALLGEMEINES ÜBER BLÜTENPOLLEN

Pollen ist Functional Food[13] mit vielfältigen gesundheitsfördernden Wirkungen. Er enthält viele Polyphenole, die zu den sekundären Pflanzenstoffen zählen. Daher ist er ein ausgezeichnetes Antioxidans. Viele Polyphenole gelten als gesundheitsfördernd.

Bienen sammeln Pollen an den Hinterbeinen als Pollenhöschen. Blütenpollen beinhaltet die männlichen Keimzellen der Pflanzen. Beim Besuch verschiedener Blüten streifen Bienen Pollen aus dem Haarkleid auf Blüten anderer Pflanzen derselben Art ab. Das passiert deshalb, weil die Honigbiene, wie schon früher erwähnt, im Unterschied zu den vielen Wildbienenarten blütenstet ist. Das heißt, Bienen fliegen auf verschiedene Pflanzen der gleichen Art, aber verschiedener Sorte. Wir kennen z. B. Tausende Apfelsorten[14]. Kommt der Pollen einer Apfelsorte auf die Narbe einer anderen, wird diese bestäubt. Fast alle Obstgehölze sind selbststeril[15].

Bestäubungsarbeit ist eine Tätigkeit, die nektarsammelnde Bienen nebenher erledigen. Allerdings sammeln Bienen Pollen auch für die eigene Ernährung. Eine einzelne Pollensammlerin befliegt zwar immer dieselbe Pflanzenart, aber im Bienenvolk wird möglichst divers nach Pollen gesucht. Das unterscheidet sich stark vom Nektarsammelverhalten. Beim Honigsammeln fliegt das ganze Bienenvolk auf eine einzige Trachtquelle (Nektarspender), beim Pollensammeln nur die einzelne Biene. Für das Volk ist der Pollen eine komplette Nahrung und die Proteinquelle für die Brutaufzucht, die dadurch ein enormes Wachstum in den ersten Lebenstagen zur Folge hat.

In der weitestgehend industrialisierten Landwirtschaft mit riesigen Feldflächen

---

[13] Lebensmittel, die mit zusätzlichen Inhaltsstoffen angereichert sind und positive Effekte auf die Gesundheit haben.

[14] Es gibt wahrscheinlich über 7.500 Apfelsorten, ca. ⅓ davon sind Kulturpflanzen.

[15] Bei den meisten Obstsorten sind die männlichen und weiblichen Samenteile nicht zur gleichen Zeit reif. Dadurch kann es nicht zur Selbstbefruchtung einer Pflanze kommen. So wird Inzucht vermieden, was bei mehrjährigen Pflanzen, die Jahre brauchen, um Samen hervorbringen, durchaus sinnvoll ist. Insekten sind zur Bestäubung unabdingbar.

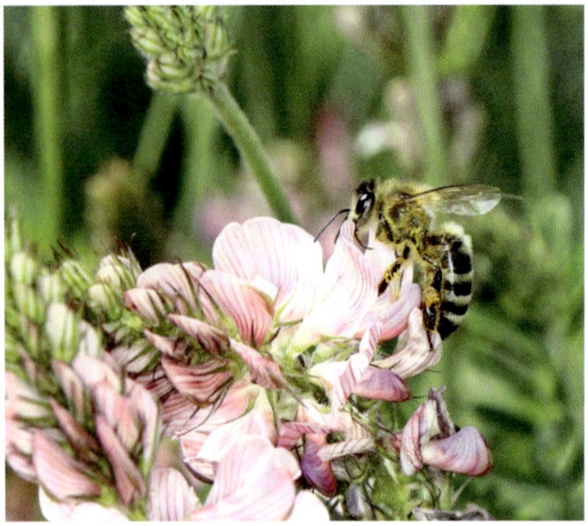

Eine Biene sammelt Pollen.

oder zusammenhängenden Monokulturen finden die Bienen oft nur eine einzige Art von Pollen.

Das zeigt sich bei pollenerntenden Imkern in Sonnenblumen- oder Rapsfeldern in nur einer einzigen Pollenfarbe. Auch im Obstbau lassen sich diese Effekte finden.

Eine gesunde Naturlandschaft zeichnet sich jedoch durch Vielfalt (Diversität) aus. Das sehen wir zum Beispiel im Wienerwald, der zwar keine überdurchschnittlichen Honigerträge liefert, dafür aber einen reich gedeckten Tisch für die Eiweißversorgung der Bienenvölker zur Verfügung stellt.

Die dargestellten Pollentassen sind das Ergebnis von nur 5 Tagen Pollensammeln Ende Mai 2014.

In den Vereinigten Staaten von Amerika ist die Bestäubungsimkerei bestens etabliert. Dabei zahlen die Bauern den Imkern Prämien für das Aufstellen von Bienenstöcken in ihren Obst- und Mandelkulturen. In Österreich gibt es, abgesehen von einzelnen Obstbauern, kaum ein Bewusstsein für die gewaltige Leistung der Bienen in der Landwirtschaft.

In Wirklichkeit ist es wissenschaftlich erwiesen, dass verschiedene Kulturen einen erheblichen Vorteil durch den Bienenbeflug haben. Beim Buchweizen als Beispiel ergibt sich eine Ertragsteigerung von dem 8- bis 15-Fachen durch die Bienenbestäubung. (Mandel, 2020)

Das heißt, der Imker kann mit seinen Bienen den Verdienst des Bauern mehr als verzehnfachen!

Ich hoffe, dass ein Perspektivenwechsel und ein neues Bewusstsein für die gegenseitige Abhängigkeit von Bauern und Imkern entsteht.

In den vergangenen Jahren wurde das Verhältnis dieser beiden Berufsgruppen ein wenig überschattet. Die Imker bezichtigten die Bauern, mit ihren Pflanzenschutzmitteln die Bienen zu töten.

Andererseits hatten die Bauern den Eindruck, die Imker machen ihnen die Arbeit immer schwerer, weil wirksame Pflanzenschutzmittel aus dem Verkehr gezogen worden sind.

Im Jahr 2020 schuf die Landwirtschaftskammer für Niederösterreich eine digitale Bienenwanderbörse[16]. Dort wird versucht, Bauern und Imker zusammenzuführen. Bauern stellen Feldflächen zur Verfügung, auf denen Imker Bienenstöcke aufstellen können. Damit entsteht eine Win-Win-Situation, aus der nur Vorteile für alle Beteiligten erwachsen. Die bessere Bestäubung bringt somit höhere Erträge für die Bauern, einen zusätzlichen Honigertrag für den Imker und qualitativ hochwertige Früchte für den Konsumenten. Durch diese Plattform entsteht auch automatisch eine Gesprächskultur, in der die Bedürfnisse beider Partner Gehör finden.

---

[16] https://www.bienenwanderboerse.at

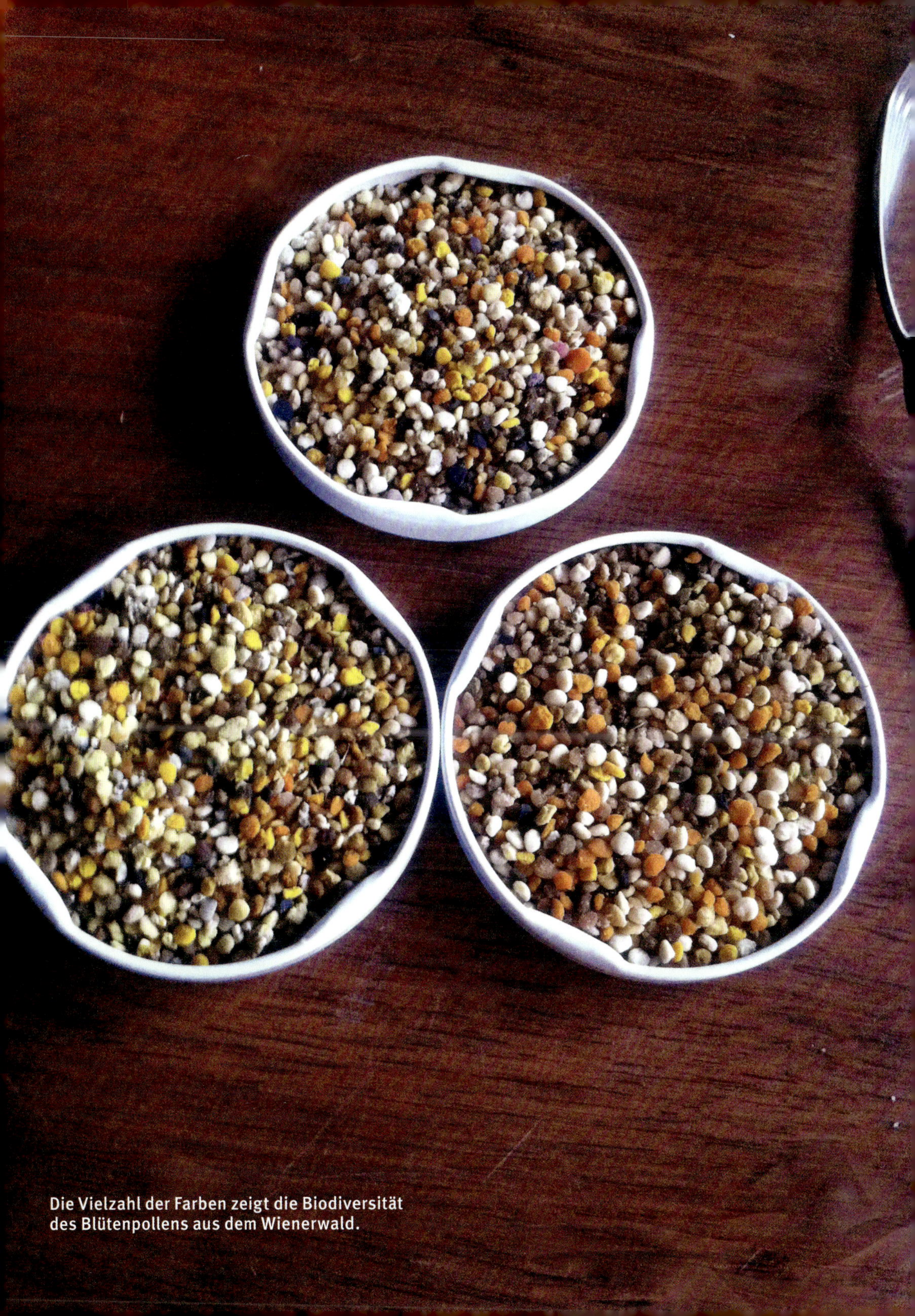

Die Vielzahl der Farben zeigt die Biodiversität
des Blütenpollens aus dem Wienerwald.

Als Nebengedanke sei erwähnt, dass sich die Bestäubung von Wildpflanzen sogar positiv auf unser Ökosystem auswirkt. So hat ein wissenschaftlich arbeitender Imker aus Spittal an der Drau bei Studien über Muren im Lieser- und Maltatal von 1947 bis 2008 herausgefunden, dass es im Umkreis von 2 Kilometern rund um einen Bienenstand keine Murenabgänge gab. Begründet wird das damit, dass die Bestäubung der Kleinpflanzen im Unterholz zu einer guten Vermehrung derselben führt und der Boden damit besser durchwurzelt und befestigt wird. (Lackner, G., 2009)

Eine Biene besucht pro Sammelflug etwa 100 Blüten. Bei zehn Sammelflügen pro Tag sind das 1.000 Blüten. Bei maximal 40 Flügen pro Tag ist aber durchaus mehr möglich. Wenn ca. 20.000 Bienen eines Stocks mehrmals am Tag ausfliegen, werden 20 bis 80 Millionen Blüten pro Tag bestäubt. Dadurch sichert die Biene uns Menschen indirekt eine große Vielfalt an Früchten und trägt wesentlich zur Ernährung bei.

Die Wertschöpfung, die die Biene bei der Produktion von Nahrungsmitteln leistet, wird auf das 10-Fache des Honigertrags geschätzt, ist aber sicher höher anzusetzen.

Für den Menschen ist Pollen ein Nahrungsmittel mit sehr vielfältigen funktionellen und gesundheitsfördernden Eigenschaften.

Auf einem ägyptischen Papyrus ist vom „lebenspendenden Staub“ die Rede. Die gesundheitsfördernde Wirkung ist auch schon den Griechen bekannt gewesen.

Es sei noch bemerkt, dass es zu Kontaminationen von Pollen kommen kann, wenn man in intensiv landwirtschaftlich

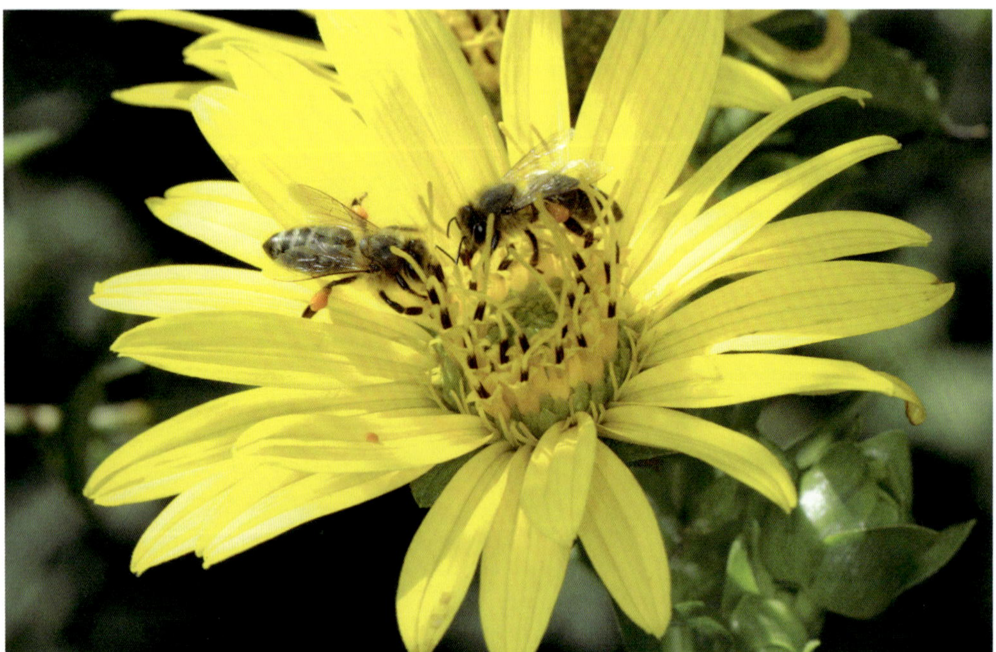

Zwei Carnica-Bienen mit Pollenhöschen auf einer Silphia (© IM H. P. Müllner)

genutzten Gebieten erntet. Allerlei Spritzmittel, die zwar nicht die sammelnde Biene schädigen, aber dennoch gesundheitliche Auswirkungen haben, können Pollen sogar gesundheitsschädlich machen. Als Beispiel sei hier Glyphosat[17] erwähnt, das zwar als ein harmloses Mittel für die Biene gilt, aber dessen schädliche Wirkung auf die Tierwelt und den Menschen heute unumstritten ist.

In der Landwirtschaft werden aus Kostengründen eher geringe Giftmengen ausgebracht – es soll mit möglichst geringen Kosten eine maximale Wirkung erzielt werden. Die ausgebrachten Giftmengen sind daher sehr genau dosiert. In privaten Gärten und Kleingartenanlagen können verschiedene Pflanzenschutzmittel Konzentrationen erreichen, die viel schlimmere Auswirkungen haben, weil es die lieben Hobbygärtner ja so gut mit ihren Schützlingen meinen und keine Mühen und Kosten scheuen. „Mehr wird da oft als besser gesehen."

Es ist eine erfreuliche Entwicklung, dass verschiedene Pflanzenschutzmittel jetzt allgemein geächtet werden und aus dem kommunalen Bereich verbannt sind. Viele Gemeinden bekennen sich schon zu einem aktiven Umweltschutz und verzichten auf Glyphosat und Ähnliches. Alternative Maßnahmen zur Unkrautbekämpfung, wie mechanische oder thermische Methoden, finden immer mehr Einzug in den Alltag. So wirken Kommunen auch positiv auf die Bevölkerung ein.

[17] Glyphosat ist ein Totalherbizid zur breiten Bekämpfung von Unkraut und in letzter Zeit medienpräsent geworden, weil es krebserregend ist. Außerdem soll es die Parkinson Krankheit auslösen können, weshalb diese in Frankreich als Berufserkrankung von Landwirten anerkannt wird.

POLLENSAMMELEINRICHTUNGEN

Zum Sammeln des Blütenpollens verwenden Imker Pollenfallen. Diese können entweder vor dem Flugloch angebracht werden oder im hohen Boden der Bienenbeute integriert sein.

Anforderungen an eine Pollenfalle sind, dass der Sammelbehälter bienendicht und leicht entleerbar sein muss sowie keine Irritation des Bienenflugs verursachen darf. Die Sammeleinrichtung darf immer nur einige Tage in Betrieb sein, um die Versorgung der Brut mit Pollen nicht zu gefährden. Am besten sammelt man 4 Tage und hält dann die Fluglöcher wieder 10 Tage offen.

Der Pollen muss täglich entnommen und danach getrocknet werden.

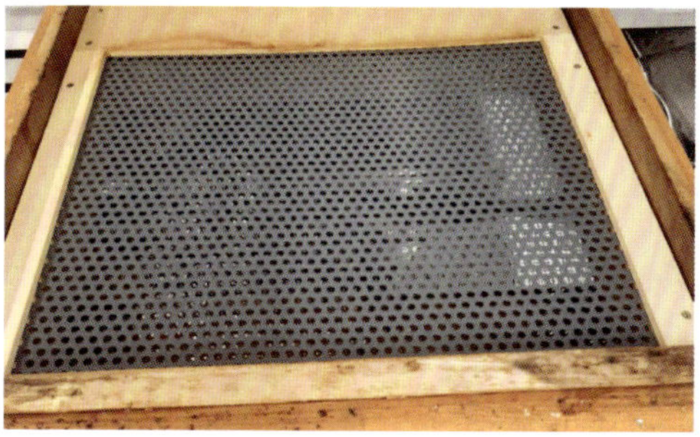

Bodenfalle im Boden des Bienenstocks

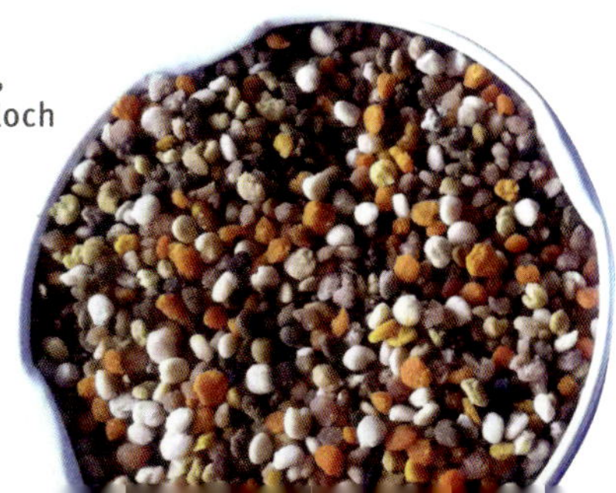

Blütenpollen, vor dem Flugloch gesammelt

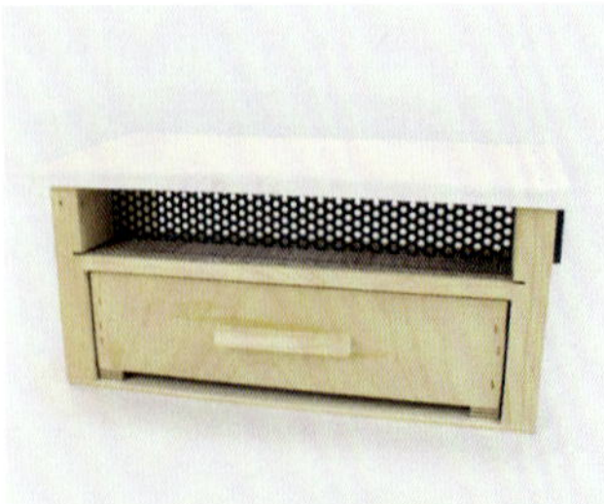
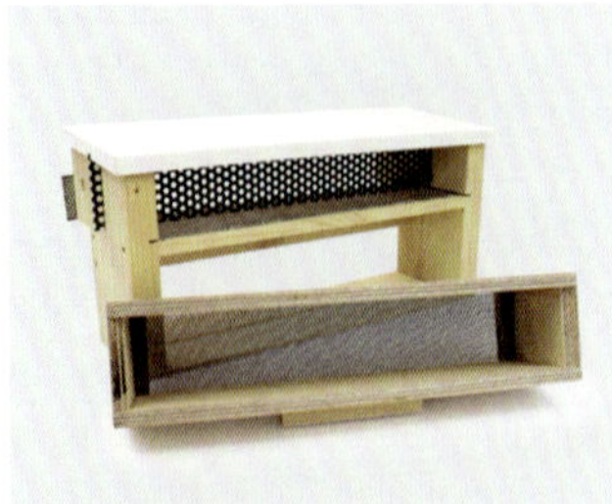

Pollenfalle für das Flugloch von Imkereibedarf Janisch
(© Imkereibedarf Janisch)

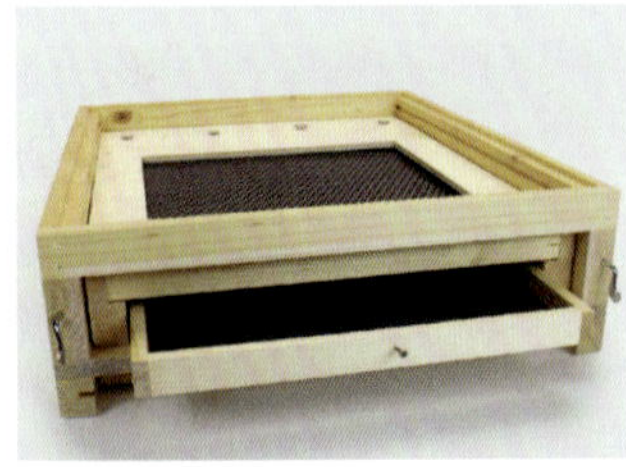

Pollenfalle im Bodenbrett integriert mit Auszug beim Putzkeil von Imkereibedarf Janisch
(© Imkereibedarf Janisch)

PERGA – DER NOCH WERTVOLLERE BLÜTENPOLLEN

Bienenbrot oder Perga ist ein uraltes Mittel zur Stärkung. Wikinger haben diese Pollenvorräte aus Bienenvölkern auf ihre langen Schiffsreisen mitgenommen und damit die Kranken und Schwachen versorgt. Das soll verhindert haben, dass sich Skorbut und andere Mangelerscheinungen entwickelt haben, wenn lange Zeit nur sehr einseitige Nahrung zur Verfügung gestanden ist.

Eine andere Form zur Ernte von Pollen ist ein in Litauen entwickeltes **Gerät zur Gewinnung von Perga**. Dieser Pollen ist von den Bienen mit Enzymen versetzt und hat eine Milchsäuregärung erfahren. Durch diesen Prozess wird die widerstandsfähige Schale des Pollens – das Sporoderm – aufgebrochen und alle wertvollen Inhaltsstoffe des Pollens können gut vom Körper aufgenommen werden.

Pollen, der vor dem Flugloch gesammelt worden ist, muss mit säurehaltigen Lebensmitteln verzehrt werden, um die Schale des Pollens zu knacken (z. B. Joghurt oder Honig). Das ist bei Perga nicht erforderlich!

Für die Pergaernte werden Pollenbretter von unbebrüteten Waben tiefgefroren und dann in dem abgebildeten Gerät geschreddert. Das Trennen der Pollenstöpsel vom Wachs stellt zwar eine gewisse Herausforderung dar, aber die Arbeit lohnt sich.

Oft haben Bienen einen Honigkranz über den pollengefüllten Zellen der Pollenbretter angeordnet (ähnlich wie bei Brutwaben). Die Pollenzellen der Waben selbst sind auch nur zur Hälfte mit Pollen gefüllt und haben einen Deckel aus Honig. Dieser Honig stellt die große Herausforderung der Pergaernte dar. Beim Schreddern der Waben wird alles verklebt.

Daher ist es erforderlich, die Waben möglichst trocken zu ernten! Die im Frühjahr entnommenen Pollenbretter sollten eingefroren gelagert werden und in der trachtfreien Zeit (nicht während der Behandlung gegen die Milben, sondern direkt davor) in einem Bienenvolk ganz oben eingehängt werden.

Die Bienen holen sich dann den offenen Honig, aber nicht den Pollen. Nach wenigen Tagen kann dann der Pollen entnommen und zur weiteren Bearbeitung aufgehoben werden. Es ist dennoch klug, damit bis in

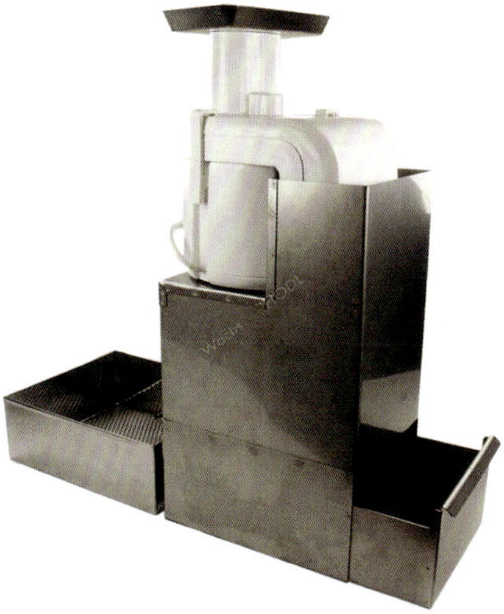

Perga-Erntemaschine der Fa. Wachs Hödl
(© Wachs Hödl)

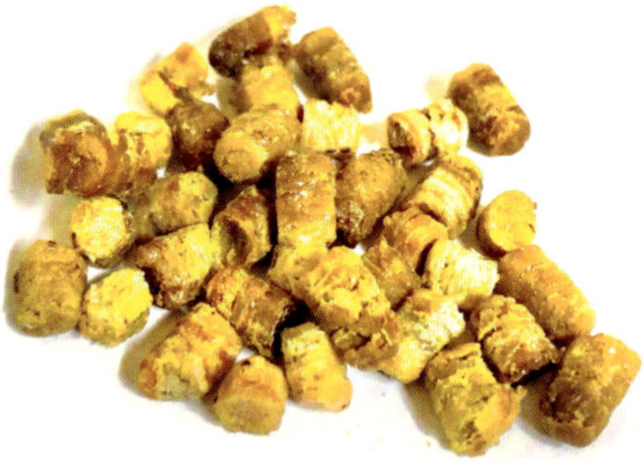

Perga oder Bienenbrot

den Winter zu warten, da kühle Temperaturen für die Verarbeitung von Pollen gut sind und auch kein Bienenflug stattfindet.

Die Pergaverarbeitung wird am besten im Freien oder in einem unbeheizten Verarbeitungsraum durchgeführt.

INHALTSSTOFFE DES POLLENS[18]

- 20 % verschiedene reduzierende Zuckerarten
- 22 % Proteine
- 12 % Aminosäuren, davon 21 von 22 essentiellen, das sind jene lebensnotwendigen Aminosäuren, die dem menschlichen Körper durch die Nahrung zugeführt werden müssen, da er sie selbst nicht erzeugen kann.

Pollen enthält ein breites Spektrum an Mineralstoffen und Spurenelementen wie:
- 2–4 % Kalium
- 1–2 % Magnesium
- 1–1,5 % Kalzium
- 1–2 % Eisen
- 0,2–1 % Silizium
- 1–1,5 % Phosphor
- und in kleinen Mengen Schwefel, Mangan, Chlor

Weiters sind im Pollen enthalten:

- nahezu alle Vitamine (B_1 bis B_{12}, C, D, E, K und das Provitamin A)
- ein ernährungsphysiologisch traumhaftes Fettsäuremuster, wobei die Alpha-Linolensäure dominiert
- die Fermente Phosphatase, Amylase, Saccharase, Rutin sowie antibiotische Substanzen und Hormone.

[18] Quelle: apitherapie.at, 2021

WIRKUNG VON BLÜTENPOLLEN

Blütenpollen ist eine hervorragende Quelle für pflanzliches Eiweiß. Daher kann man es ohne Zweifel als allgemeines Stärkungsmittel ansehen.

Besonders für ältere Menschen, Sportler und Vegetarier stellt es ein wertvolles Nahrungsergänzungsmittel zur Proteinversorgung dar.

Blütenpollen als Proteinspender

Blütenpollen liefern reines pflanzliches Eiweiß. Etwa die Hälfte dieser Proteine sind freie Aminosäuren, die der menschliche Körper nicht eigenständig bilden kann und die für den Organismus sofort verfügbar sind. Dazu gehören unter anderem Isoleucin, Leucin, Lysin, Methionin, Phenylalanin, Threonin, Tryptophan und Valin. Diese acht Aminosäuren sind für den Menschen essenziell und werden zur Reparatur von Zellschäden, zum Aufbau neuer Muskelfasern, Hautzellen, Hormonen und Enzymen verwendet.

Ein Mangel an Proteinen kann zu Energiemangel, einem Gefühl der Müdigkeit, zur Muskelschwäche, zu schlaffen Muskeln sowie zu Haar- und Nagelproblemen führen.

Blütenpollen enthalten mehr Proteine als jede andere tierische Quelle. Im Vergleich enthält das gleiche Gewicht Blütenpollen mehr Aminosäuren als Rindfleisch, Eier und Käse. Die Blütenpollen eignen sich somit als hervorragende Proteinquelle für Bodybuilder, Vegetarier, Veganer und Menschen, die ihr Proteinniveau gesund aufrechterhalten wollen[19].

Blütenpollen und Fette

Blütenpollen liefern wichtige Fette: 70 % bestehen aus der Omega-3-Fettsäure Alpha-Linolensäure, 3–4 % aus der Omega-6-Fettsäure Linolsäure und 16–17 % aus einfach ungesättigten und gesättigten Fettsäuren.

Die Blütenpollen liefern außerdem 15 % der seltenen und komplexen Lecithine. Lecithine senken den Cholesterinspiegel, helfen, überschüssiges Gewicht loszuwerden, und gelten als das Lebensmittel für unser Gehirn.

Blütenpollen enthalten einfache Kohlenhydrate, welche ebenso im Honig gefunden wurden[20].

---

19 Quelle: Penner, Blütenpollen und Proteine, 2021

20 Quelle: Penner, Blütenpollen und Fette, 2021

PRODUKTE AUS UND MIT BLÜTENPOLLEN

Granulat von Pollen

Pollen, am Flugloch geerntet, sieht aus wie Granulat. Bienen streifen ihre Pollenhöschen ab, wenn sie durch das Pollengitter in den Stock gelangen wollen. Jedes Kügelchen ist ein Pollenhöschen. Die Bienen verwenden Nektar als Kleber und packen den gesammelten Pollen auf Härchen am letzten Beinpaar.

Dieser Pollen, der so natürlich ist, wie er aus der Pflanze kommt, hat eine widerstandsfähige Wand, das Sporoderm. Diese

„Schale" schützt den Pollen und er bleibt über lange Zeit keimfähig. Um das Sporoderm aufzubrechen, benötigt es die genannten säurehaltigen Begleiter.

Alle Lebensmittel, die Milchsäure enthalten, sind dazu geeignet. Man kann diesen Pollen allerdings auch einfach auf ein Honigbrot streuseln und hat somit Zugang zu einer einzigartigen pflanzlichen Eiweißquelle, da der Honig einen so niedrigen pH-Wert hat, dass er auch imstande ist, die Schale des Pollens aufzubrechen.

Manche verwenden auch Fruchtsäfte, die meist auch genügend Säure aufweisen, um das Sporoderm aufzulösen. So kann man das Pollengranulat einfach in einen Saft einrühren und ein wenig mit Honig süßen, um einen köstlichen Powerdrink herzustellen.

Perga pur

Imker wissen, dass Pollenbretter, die ja meist am Rand des Brutnestes angelegt werden, im Winter leicht zu schimmeln beginnen. Pollenschimmel ist auch bei Perga ein Problem.

Daher lagert man Bienenbrot zumeist tiefgefroren und es wird empfohlen, das geöffnete Glas im Kühlschrank aufzubewahren und alsbald zu verzehren.

Das ist zwar eine Möglichkeit, mit dem Problem der Haltbarkeit umzugehen, noch besser ist es, Perga so zu konservieren, wie es die Bienen tun, mit Honig.

Honig mit Perga

Perga, in Honig eingerührt, ist genauso haltbar wie der Honig selbst – nahezu unbegrenzt. Solange der Pollen von Honig bedeckt ist, wird er nicht schimmeln.

Wenn man Perga in flüssigen Honig einrührt, schwimmt er obenauf, da Honig ein spezifisches Gewicht von etwa 1,42 kg/dm³ hat und Pollen ca. 1 kg/dm³.

Mit Cremehonig kann man diese Problematik etwas verbessern.

Eine weitere Möglichkeit besteht natürlich darin, das gefrorene Perga nochmals zu mahlen (ähnlich wie wir es mit Propolis tun) und dann erst in Cremehonig einzurühren.

Die Menge des Perga im Honig ist Geschmackssache und variiert von Imker zu Imker zwischen 5 und 20 %. Entsprechend ändert sich der Preis, also sind diese Produkte nicht immer direkt vergleichbar.

Honig, Propolis und Blütenpollen sind Erzeugnisse des Bienenvolkes, die durch Sammeln von verschiedenen Stoffen, die in der Natur vorkommen, entstehen.

Jetzt wenden wir uns Stoffen aus dem Bienenvolk zu, die die Biene selbst erzeugt. Zuerst betrachten wir das Bienenwachs.

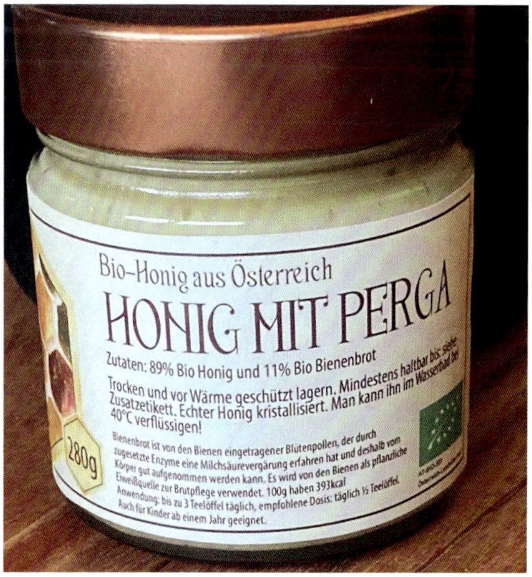

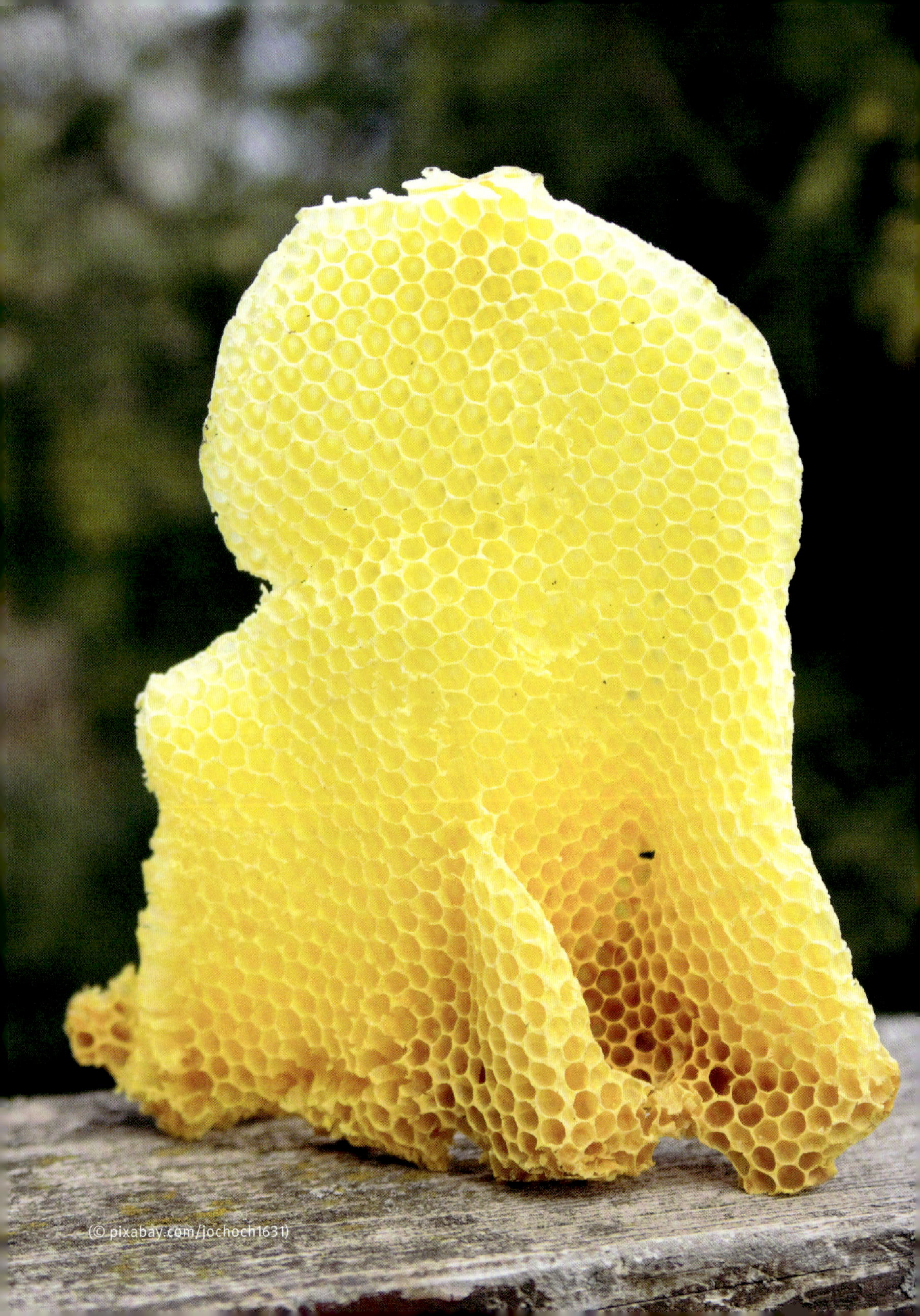
(© pixabay.com/jochoch1631)

BIENENWACHS

GRUNDSÄTZLICHES ÜBER BIENENWACHS

Arbeitsbienen scheiden Wachs aus den Wachsdrüsen aus. Diese befinden sich an den letzten vier Bauchringen.

Bienenwachs besteht aus verschiedenen Estern langkettiger Alkohole und Säuren. Je nach Ernährung der Bienen unterscheiden sich die Verbindungen.

Bei knapp über 60 °C schmilzt das Wachs. Das spezifische Gewicht ist ein wenig unter 1 kg/dm³, daher schwimmt es am Wasser auf.

Cera flava – gelbes Bienenwachs – enthält Blütenpollen, der dem Wachs die typische Farbe gibt.
Cera alba – weißes Bienenwachs – wird heute als Lebensmittelzusatzstoff E901 in großen Mengen verwendet.

Es ist unbedenklich zum Verzehr, weil es unverändert wieder ausgeschieden wird. Daher wird es nicht nur zur Oberflächenbehandlung von Obst verwendet (z. B. gewachste Äpfel zum Schutz vor Feuchtigkeitsverlust, was zusätzlich einen appetitlichen Glanz der Oberfläche verursacht), sondern auch für Schokolade, Kekse, Nüsse, Kaffeebohnen und als Kaumasse für Kaugummi.

Eine weitere Anwendung findet es als Trennmittel in gelatinehaltigen Süßigkeiten.

Die Kosmetik- und Pharmaindustrie verwendet große Mengen an Bienenwachs in Cremen, Salben, Lotionen und Lippenpflegemitteln. Es wird auch als Enthaarungsmittel verwendet.

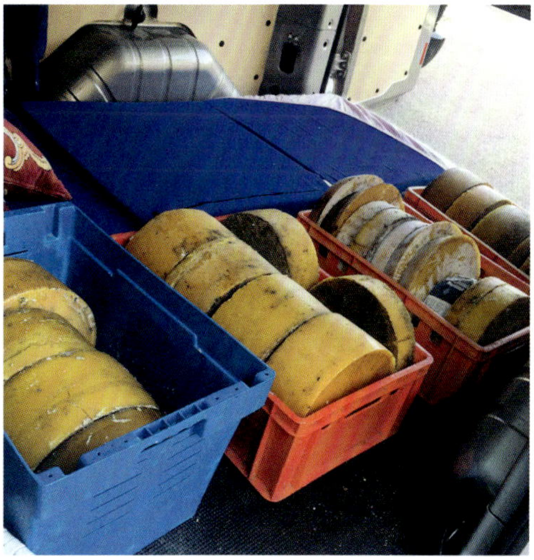

Rohwachs ist ein wertvoller Rohstoff der Bienen und vielfältig einsetzbar.

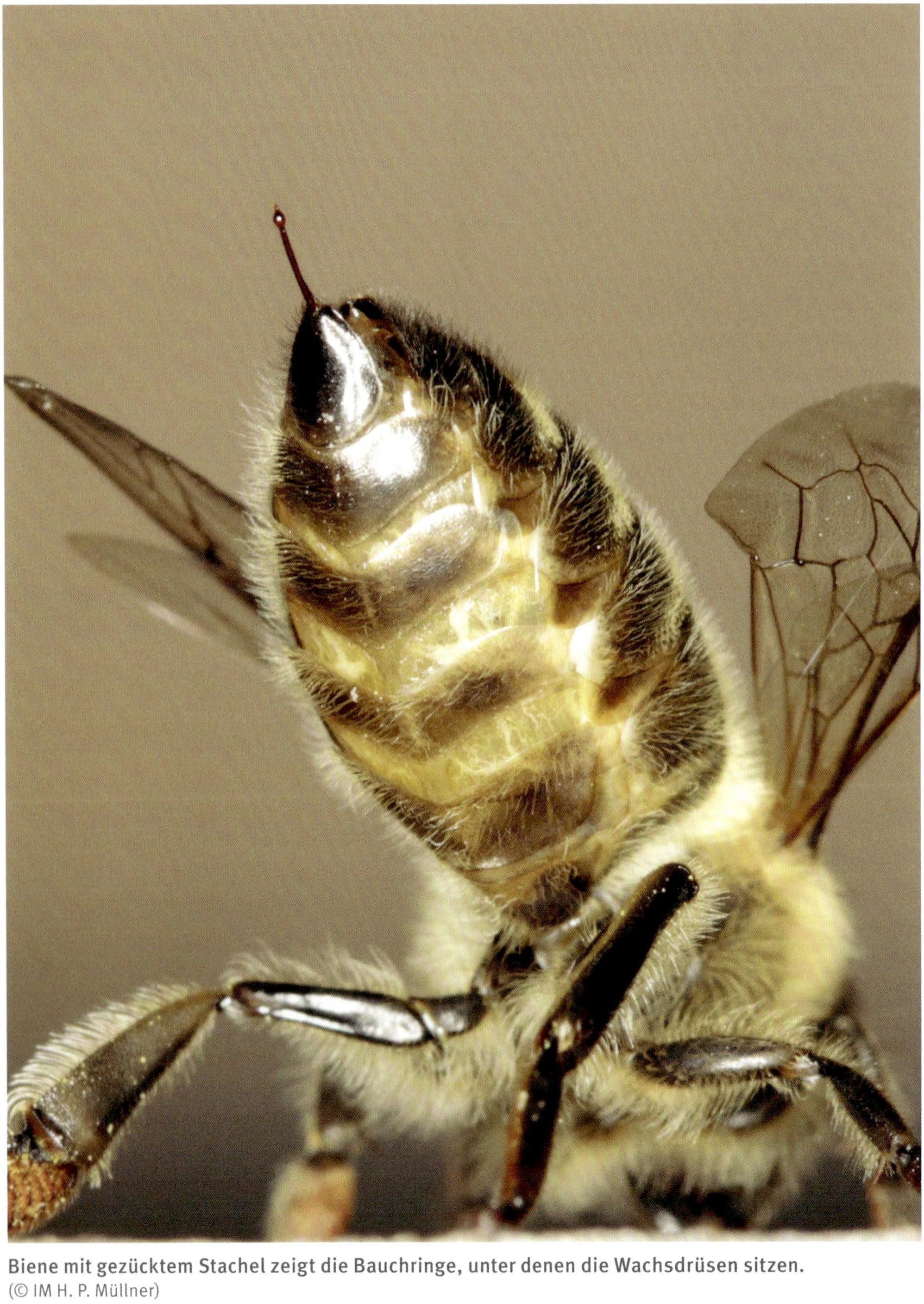

Biene mit gezücktem Stachel zeigt die Bauchringe, unter denen die Wachsdrüsen sitzen.
(© IM H. P. Müllner)

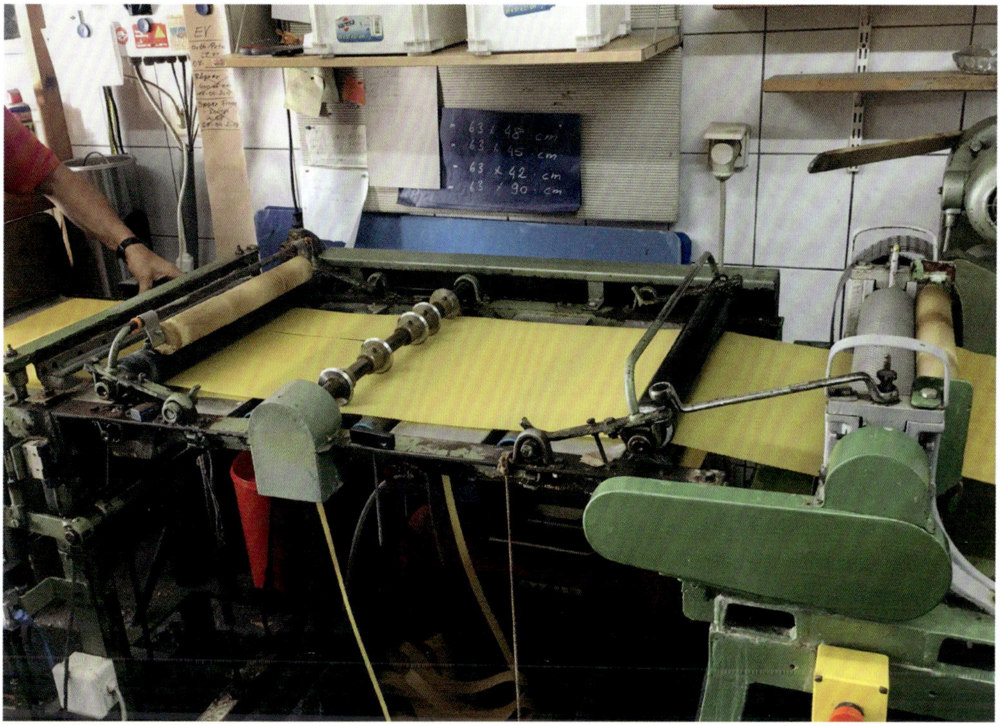

Rohwachs wird wieder zu Mittelwänden verarbeitet und den Bienen als neues Baumaterial zurückgegeben.

Der hohe Preis von Bienenwachs lässt traditionelle alte Verwendungsformen verschwinden. So wird im Holzschutz (Anstriche, Imprägnierungen ...) oder im Baumwachs zur Abdeckung von Schnittstellen beim Baumschnitt kaum mehr Bienenwachs verwendet.

Die beliebten Bienenwachskerzen sind oftmals auch mit Paraffin, Stearin oder anderen Mitteln gestreckt und mit künstlich hergestelltem Bienenwachsaroma aufgehübscht.

Das führt uns nun zu einem dunklen Kapitel in der Imkerei. In den letzten Jahren ist bekannt geworden, dass billiges Bienenwachs immer wieder mit Mitteln gestreckt wird, die für Bienen sogar schädlich sind. Mittelwände, in denen Paraffin, Stearin oder andere Mittel zum Bienenwachs hinzugefügt werden, sind für die Brut schädlich bis gar tödlich. Skrupellose Geschäftsleute schrecken nicht davor zurück, mit diesen Praktiken ihre Kassen zu füllen, und schaden damit unserer kleinteiligen Imkerei erheblich. (Spiewok, 2018) (Moreno, 2018)

Auch das ist ein Grund, der für eine biologische Betriebsweise in der Imkerei spricht. Verantwortungsbewusste Imker haben einen geschlossenen Wachskreislauf und führen das von ihren Bienen produzierte Wachs wieder ihren Völkern zu. Überschüsse verwenden sie für den kosmetischen Bereich oder zur Kerzenherstellung.

IMKERPRODUKTE MIT BIENENWACHS

Wie schon im Kapitel über Propolis erwähnt, verwenden wir Wachs zur Herstellung von **Cremen.**

Wachskompressen, die gewärmt auf Brust oder Rücken aufgelegt werden, um Erkältungskrankheiten zu lindern, haben eine lange Tradition.

Heute wird die Produktion von **Wabenhonig** von vielen Imkern forciert. Das ist nicht nur darauf zurückzuführen, dass wir in unserer multikulturellen Gesellschaft Einflüssen aus anderen Ländern ausgesetzt sind, in denen Honig hauptsächlich mit dem Wachs konsumiert wird. Die gehobene Gastronomie, die am Frühstücksbuffet ganze Honigwaben auflegt, hat Wabenhonig populär gemacht.

Wabenhonig massiert das Zahnfleisch beim Kauen. Da in jeder Honigzelle auch Propolis

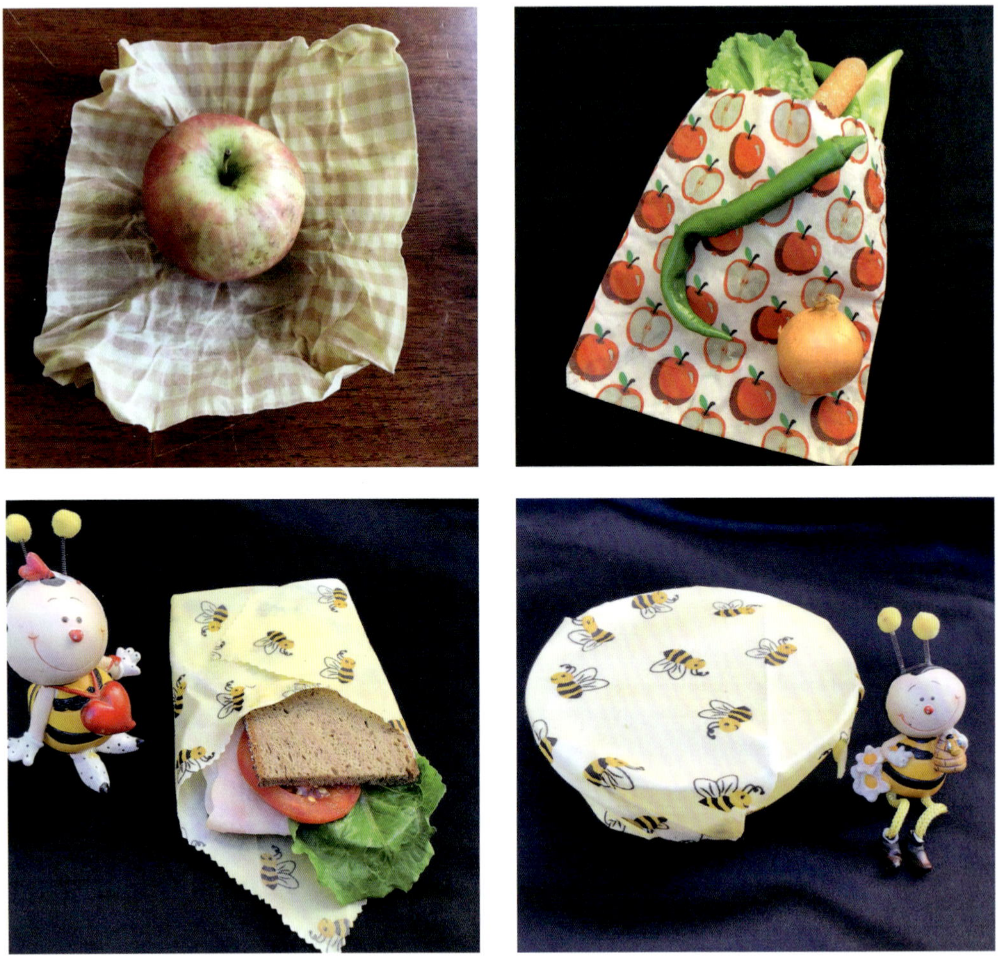

Lebensmittelverpackung mit bienenwachsgetränkten Tüchern oder Taschen

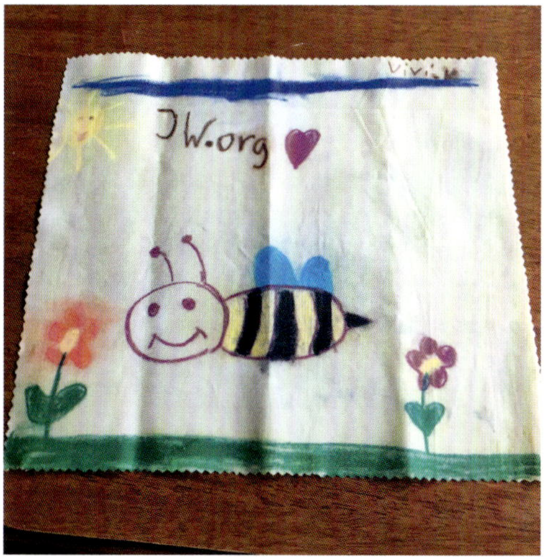

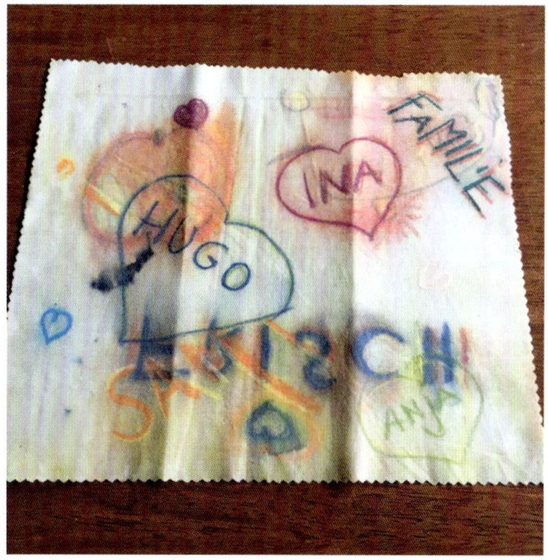

Kinder haben großen Spaß dabei, Wachstücher zu bemalen, und erschaffen sich so individuelle Verpackungen für die Schuljause.

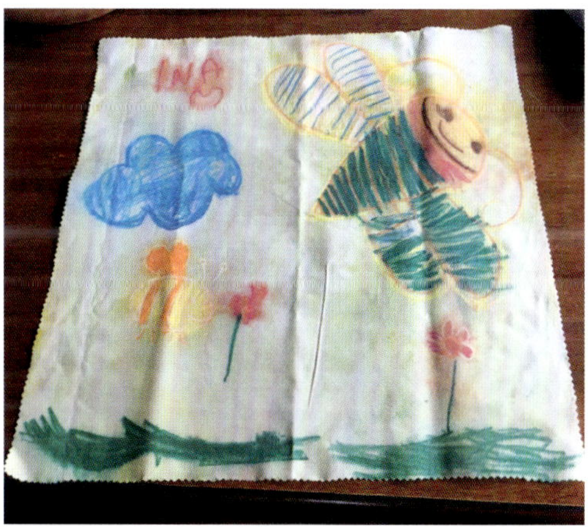

enthalten ist, hat diese Form des Honigkonsums eine absolut gesundheitsfördernde Wirkung im Rachen- und Zahnbereich und kann als Mittel zur Mundhygiene betrachtet werden (siehe die Ausführungen über Honig und Karies auf S. 42 ff.).

Eine trendige Entwicklung zeichnet sich ab in der Philosophie UNVERPACKT EINKAUFEN. Es gibt in einigen österreichischen Städten schon so genannte **„zero waste shops“**, in denen man z. B. die gekauften Lebensmittel in eigene Glasbehälter einfüllt und so den Wust an Kunststoff- und Aluminiumfolien vermeidet. Aluminium ist ja schon länger als gesundheitsschädlich erkannt, deshalb gibt es heute keine Kochgeschirre mehr, die aus Aluminium hergestellt werden. Kunststoffe, die heute sogar im Körper eingelagert werden, geraten auch immer mehr in Misskredit, aber es fehlt scheinbar an Alternativen.

Eine Möglichkeit, Lebensmittel zu verpacken, ohne Glasbehälter oder Ähnliches herumschleppen zu müssen, ist, sie in Tücher zu wickeln, die mit Wachs getränkt sind.

Mittlerweile bekommt man die „Bienenwachstücher“ nicht nur in vielen Alternativläden, sondern sogar schon bei großen Warenhäusern oder Online-Händlern.

Es wird nicht reines Bienenwachs verwendet, sondern eine Mischung aus Wachs mit einem kleinen Anteil an Kiefernharz und noch weniger Pflanzenöl. Diese Mischung erzeugt eine gewisse Geschmeidigkeit. Das Harz wirkt außerdem ähnlich wie Propolis antibakteriell.

Die Tücher lassen sich relativ einfach selbst herstellen. Man kann sie mit lauwarmem Wasser und Seifenlauge leicht reinigen und sie sind jahrelang verwendbar.

Biologische Baumwoll- oder Leinentücher eignen sich natürlich am besten. Wer jedoch Wert auf schöne bunte Muster legt, sollte möglichst naturbelassene Stoffe verwenden und sie eventuell sogar mehrmals waschen, um Imprägnierungen und lösliche Teile aus den Tüchern herauszubekommen.

Besonders wichtig ist, biologisches oder wenigstens rückstandsfreies Wachs zu verwenden. Auf dieses kleine Detail legen die meisten Produzenten keinen Wert. Es liegt allerdings nahe, dass man Wachs, das mit Giften aus der Varroabehandlung belastet ist, nicht zur Verpackung von Lebensmitteln verwenden soll.

Der Preisunterschied zwischen Bio-Wachs und konventionellem Wachs ist Faktor 3 – warum wohl? Weil konventionelles Wachs auch nur einen Bruchteil des Wertes von unbelastetem Bienenwachs hat.

Taschen aus Wachstüchern eignen sich herrlich für Radieschen, Karotten, Lauch, Spargel und ähnlichem Gemüse. Sie sind aber genauso gut für ein Jausenbrot, Kekse oder einen Apfel verwendbar.

In die Tücher kann man alle Lebensmittel einwickeln, außer rohes Fleisch und rohen Fisch. Käse fühlt sich in den Tüchern besonders wohl, da das Wachs zwar die Feuchtigkeit speichert, aber luftdurchlässig ist. So gibt es keine Staunässe, in der sich schädlicher Schimmel bilden kann.

Eine nette Variante ist es, von Kindern einfarbige Tücher mit lebensmittelechten Farben oder ungiftigen Wachskreiden bemalen zu lassen und sie danach zu wachsen. So kann jedes Kind sein individuelles Wachstuch für die Schuljause haben.

Diesen neuen Bereich sollten wir Imker besetzen und ihn nicht einer Alternativ-, Öko-Szene oder dem Supergroßhandel überlassen.

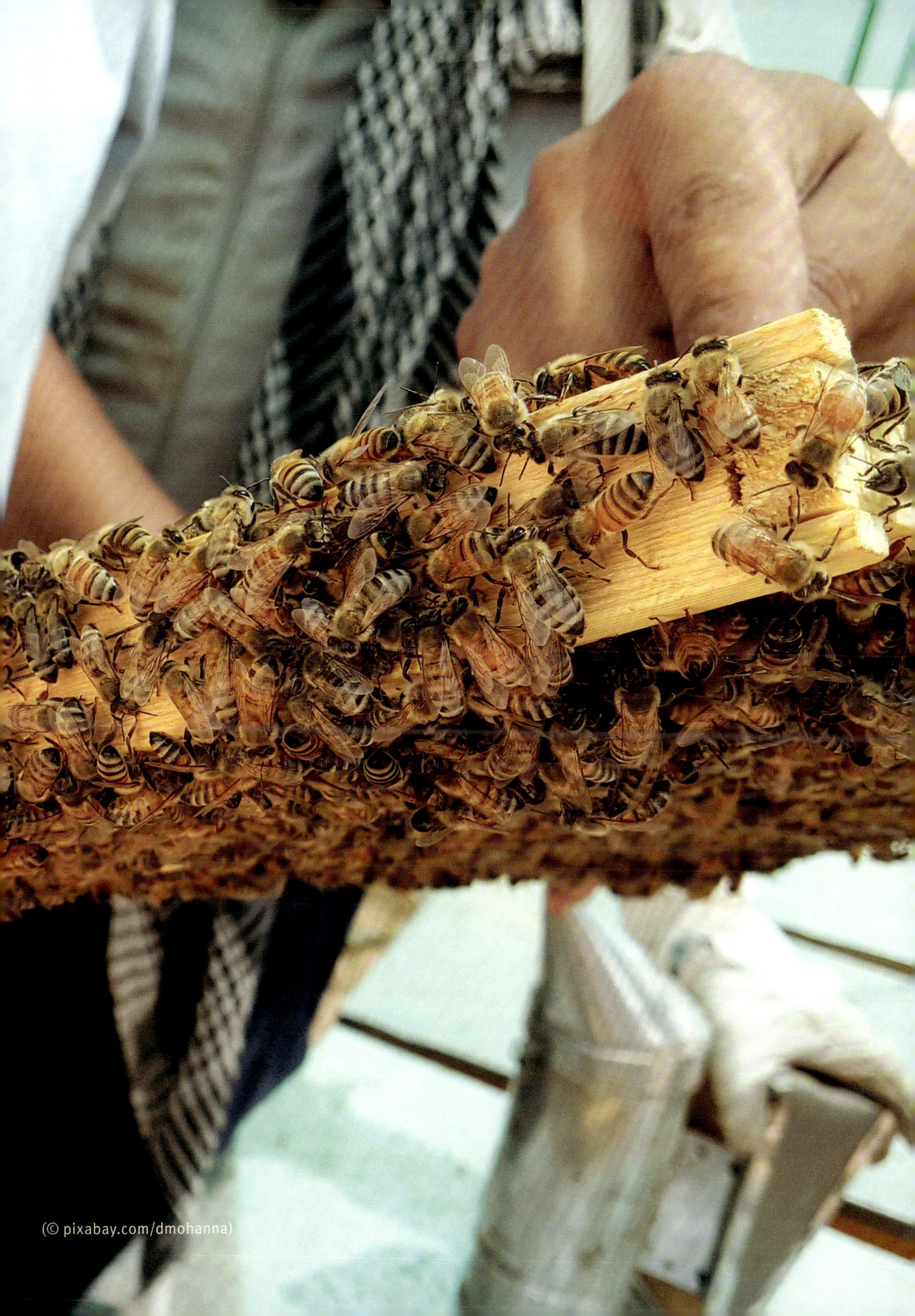

(© pixabay.com/dmohanna)

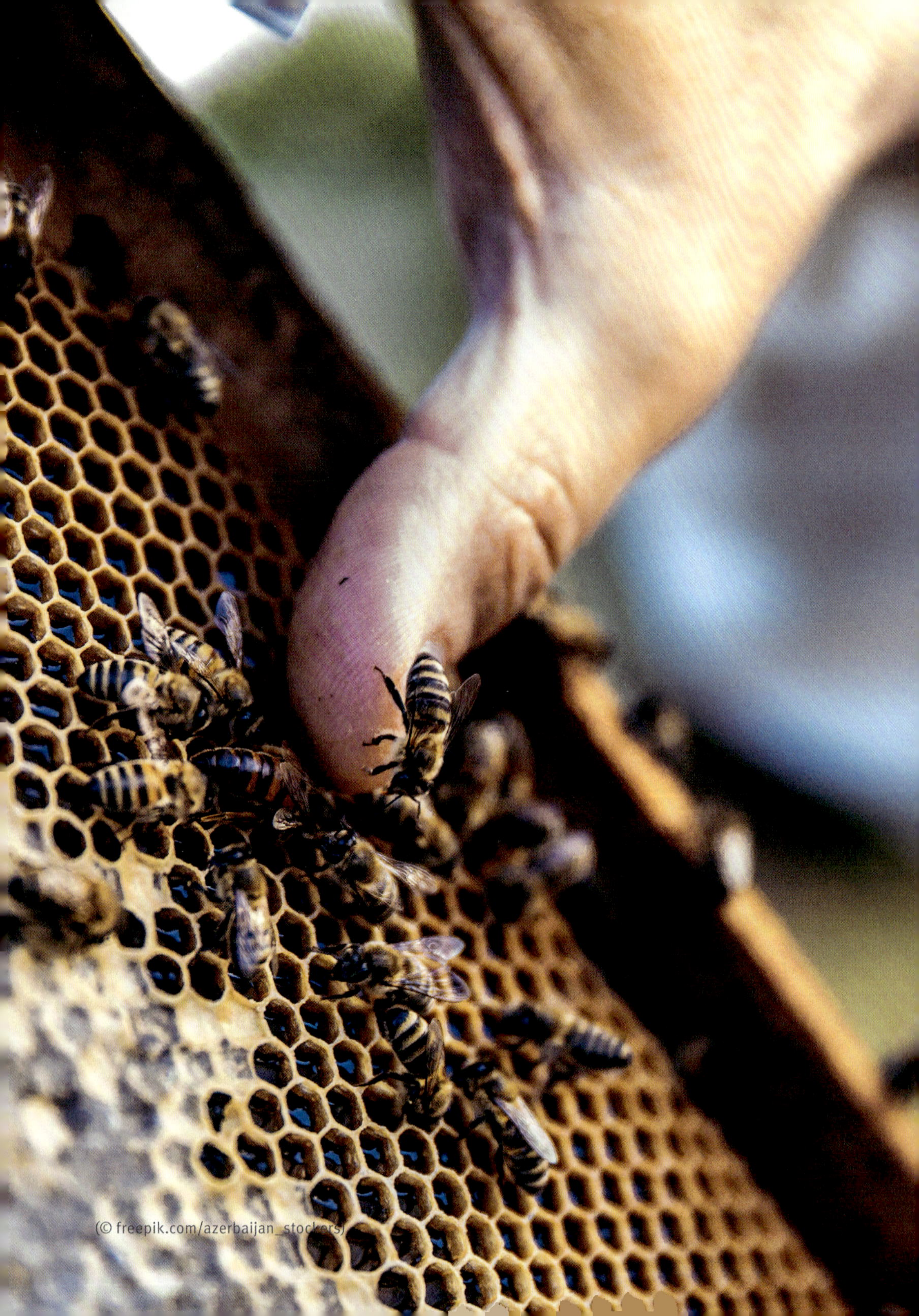

(© freepik.com/azerbaijan_stockers)

BIENENGIFT

GESCHICHTE DER BIENENGIFTTHERAPIE IN ÖSTERREICH

Es ist allgemein bekannt, dass Imker, da sie dem Gift der Biene häufiger ausgesetzt sind wie der Rest der Bevölkerung, meistens ein höheres Lebensalter erreichen und weniger an entzündlichen Krankheiten, wie Rheuma, Arthrose und Ähnlichem, leiden.

Das ist auf die Wirkung des Gifts zurückzuführen, die aber sehr komplex ist und ganz unterschiedliche Auswirkungen auf den Körper hat.

Paracelsus meinte: „Wer Gift verachtet, der weiß nicht um das, was im Gift verborgen liegt! Denn wo Gift ist, ist auch Tugend."

Ein Pionier der Bienengifttherapie ist der Altösterreicher **Dr. Filip Terč (1844–1917),** er wird allgemein als der **Vater der modernen Apitherapie mit Bienengift** betrachtet.

Terč hat Hunderte Patienten mit Bienenstichen behandelt und die Wirkung auf rheumatische Erkrankungen studiert.

Die Österreichische Akademie der Wissenschaften schreibt in ihrem biographischen Lexikon über Terč:

(Tertsch) Filip (Philipp):

Mediziner. Geboren in Braunbusch, Böhmen (Prapořiště, CZ), 30. 3. 1844; gestorben Marburg, Stmk. (Maribor, SLO), 28. 10. 1917; [...] Nach dem Schulbesuch in Taus (Domažlice) und der Absolvierung des Gymnasium in Wien studiert Terč ab 1863 Medizin an der Universität Wien; 1869 Dr. med. Terč erhielt eine Assistentenstelle an der chirurg. Klinik im AKH Wien; 1874 Dr. chir. 1875 ging er nach Marburg, wo er bis 1904 als praktischer Arzt wirkte und daneben ein reges Interesse für die Honigbiene entwickelte. Während seiner Beobachtungen der Insekten wurde Terč, der an einer rheumatischen Krankheit litt, oftmals von Bienen gestochen und bemerkte sukzessiv eine deutliche Besserung seiner Beschwerden. 1878 begann er mit wissenschaftlichen Untersuchungen über die Auswirkungen von Bienengift auf den gesunden und den kranken Organismus und wurde noch im selben Jahr zum Vorstand der Niederlassung des Steirischen Bienenzüchtervereins Marburg ernannt. Seine Forschungen veröffentlichte er 1888 in dem Bericht „Ueber eine merkwürdige Beziehung des Bienenstiches zum Rheumatismus" (in: Wiener medizinische Presse 29), worin er die therapeutische Wirkung von rund 39.000 Bienenstichen auf 173 Patienten mit rheumatoider Arthritis beschrieb.

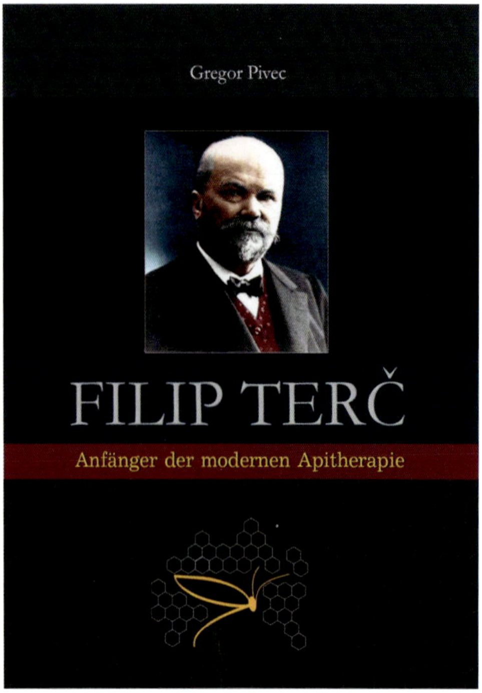

Dr. Filip Terč Monographie von Gregor Pivec

Obwohl 82 % der Patienten geheilt werden konnten und 15 % eine deutliche Verbesserung ihres Krankheitszustandes erfuhren, stieß seine Theorie bei seinem ersten öffentlichen Vortrag im selben Jahr in der Gesamtheit der Ärzte in Wien auf große Ablehnung. Von späteren Wissenschaftern wurden seine Forschungen bestätigt und weiterentwickelt. Erwähnenswert ist diesbezüglich auch sein Beitrag „Der Bienenstich als Heilmittel gegen Rheumatismus" (in: Der Steirische Bienenvater 1, 1904). Mit seinen empirischen Forschungen ebnete Terč der Allergologie und Pharmakologie einen neuen Weg und setzte in der Pharmaindustrie Impulse für die Erforschung biologischer Arzneimittel; insbesondere übte er Einfluss auf Karl August Forster aus, der Forapin als erstes Arzneimittel mit Bienengift entwickelte. Terč., der heute als Pionier der Apitherapie gilt, lehrte ab 1890 Hygiene und Somatologie an der Lehrerbildungsanstalt in Marburg, wo er Janez Koprivnik beim praktischen Unterricht in der Imkerei unterstützte und seine Schüler für die Bienenzucht begeistern konnte. Darüber hinaus trug Terč zur Entwicklung des kulturellen Lebens in Marburg bei, war Mitglied des slowenischen Lesevereins, Mitbegründer und Vorstandsmitglied des Narodni dom (slowenischen Volkshaus) in Marburg sowie passionierter Bergsteiger[21].

[21] Quelle: Österreichische Akademie der Wissenschaften, 2021.

BIENENGIFTALLERGIE

> Natürlich sei zu bemerken, dass Bienengift nicht nur ein hochwirksames Medikament ist, sondern auch allergische Reaktionen auszulösen vermag, bis hin zum anaphylaktischen Schock, der oft auch tödlich enden kann.

Die Häufigkeit von Bienengiftallergien wird unterschiedlich angegeben. Manche Forscher vermuten, dass bis zu 5 % Prozent der Bevölkerung allergische Reaktionen auf Insektengifte aufweisen. Andere sagen, dass nur 0,3 bis 0,5 % echte Allergien haben. Diese Angaben liegen leider um eine hohe Größenordnung auseinander und sind daher keine besonders nützliche Hilfe. Das spielt aber im Einzelfall ohnedies keine Rolle, da es nicht von Bedeutung ist, wie viele andere Menschen betroffen sein könnten, wenn man selbst eine allergische Reaktion erleidet.

In Deutschland sterben pro Jahr ca. 10 Menschen an den Folgen eines anaphylaktischen Schocks als Folge von Bienen- oder Wespenstichen. Diese Zahl ist wahrlich sehr gering, wenn man bedenkt, dass in diesem Zeitraum doppelt so viele Menschen an Blitzschlägen versterben und 300-mal so viel im Straßenverkehr.

Oft meint man, allergisch zu sein, weil man den Schmerz eines Stiches schlimm erlebt und eine Schwellung bekommt, die zwei, drei Tage nicht vergeht. Daher wird es erforderlich sein, selbst genau zu beobachten, ob wirklich eine Allergie vorliegt oder einfach eine allzu natürliche Reaktion auf ein hochwirksames Therapeutikum.

Die Medizin unterscheidet heute verschiedene Schweregrade der Allergie.

In Wikipedia werden die Schweregrade bei allergischen Reaktionen so beschrieben (Wikipedia, 2021, Insektengiftallergie):

- **Schweregrad I:** Juckreiz, Erröten, Nesselsucht, Schwellung insbesondere des Gesichtes, der Augenlider;
- **Schweregrad II:** erste Herz-Kreislauf-Beschwerden, wie Tachykardie (Herzrasen), niedriger Blutdruck, sowie Magen-Darm-Beschwerden, wie Übelkeit;
- **Schweregrad III:** Schock, schwere Atemnot, Bewusstseinstrübung. Es kann zu Defäkation (unkontrolliertem Stuhlgang) und Miktion (unkontrolliertem Harnlassen) kommen;
- **Schweregrad IV:** Atem- und Kreislaufstillstand.

Was kann man tun, wenn man die Giftwirkung eines Stiches hemmen oder gar ausschalten will?

Zuerst sollte man den Stachel aus der Einstichstelle entfernen (mit Fingernagel oder Pinzette, um nicht die Giftblase auszudrücken), dann mit einem Eiswürfel kühlen.

Als Naturheilmittel können zur Linderung der Saft einer Zwiebel oder von Spitzwegerich verwendet werden.

Ein praktisches Gerät zur Neutralisierung des Gifts (auch von Wespen, Gelsen und anderen Insekten) ist in Apotheken und Drogerien erhältlich und heißt BITE AWAY.

Bei der Anwendung wird durch ein geheiztes Keramikplättchen das im Gift enthaltene Eiweiß zerstört und die Wirkung des Giftes stark abgeschwächt.

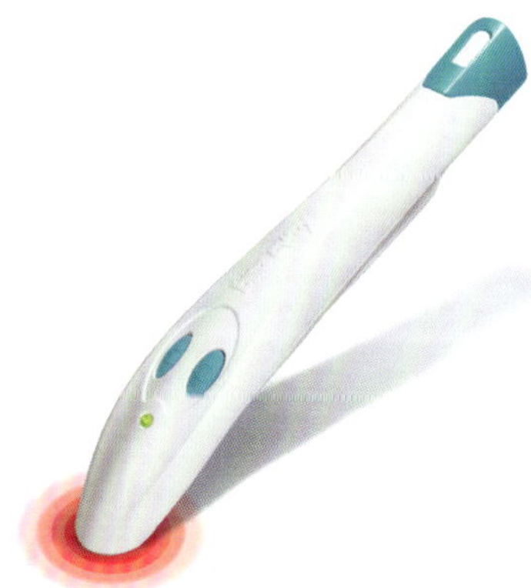

bite away® Stichheiler (© mibeTec)

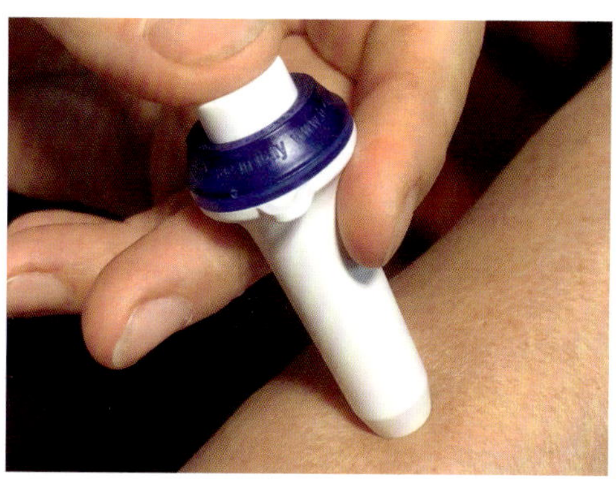

Insektenstichheiler NCM T177 ECO-click

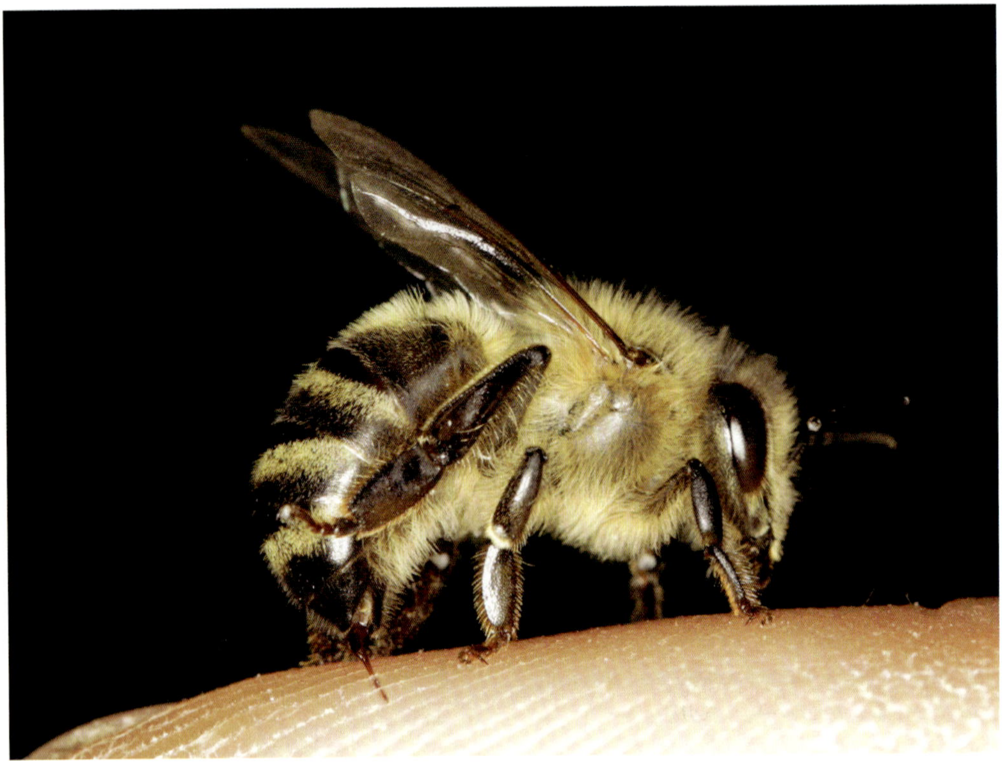

Biene sticht in menschliche Haut (© IM H. P. Müllner)

Das Gerät hat eine Taste für Kinder (kürzere Wärmeeinwirkung, sollte eventuell wiederholt werden) und für Erwachsene (doppelte Einwirkzeit).

Andere Geräte zur Stichversorgung arbeiten mit elektrischen Impulsen ähnlich dem Piezofunken eines Feuerzeuges. Es gibt mehrere Anbieter in diesem Segment, wie *care plus click away, JTBL elektronischer Stichheiler, Mousti-Mousti-click, NCM T177 ECO-click.* Diese Impulsgeräte sollen weniger unangenehm sein wie die Wärmeeinwirkung des BITE AWAY, jedoch auch nicht so gut wirken.

Wenn man keine Allergie aufweist, kann Bienengift nur positive Auswirkungen auf den menschlichen Organismus haben, sowohl bei physischen Beschwerden, interessant ist aber auch die positive Wirkung auf die Psyche.

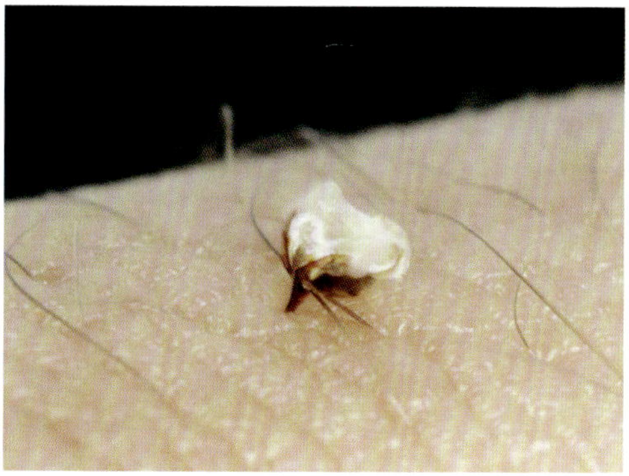

Stachel bleibt in der Haut stecken
(© IM H. P. Müllner)

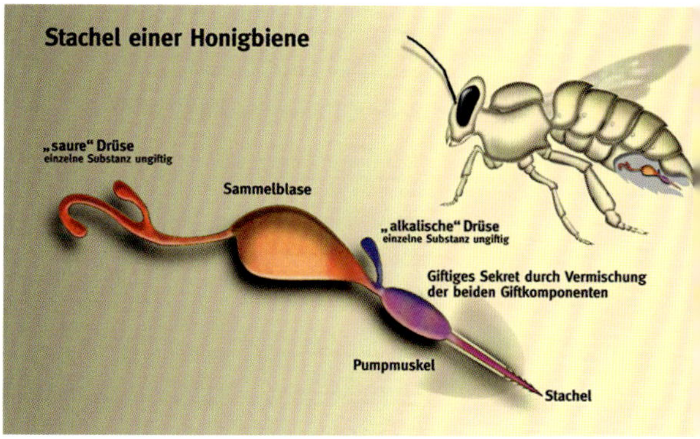

Giftstachel der Biene (© Wikimedia Commons, CC BY-3.0, Maassen-Pohlen)

DER STACHELAPPARAT DER BIENE

Bei einem Bienenstich werden ca. 0,15 mg Gift in die Einstichstelle gespritzt. Das sind in Trockenmasse ca. 0,1 mg. Die gefährliche Giftmenge LD_{50}[22] ist 2,8–3,5 mg pro kg Körpergewicht. Für einen Mann mit 70 kg bedeutet das, dass die gefährliche Giftmenge bei ca. 1.500 Stichen erreicht ist.

1 g gesammeltes Bienengift in Trockenmasse entspricht daher ungefähr 10.000 Einzelstichen. Beim Sammeln von Bienengift ist daher mit äußerster Sorgfalt und Vorsicht vorzugehen. Atemschutzmaske und Handschuhe sind oberstes Sicherheitsgebot!

Der Stachelapparat der Biene besteht aus einer sauren und einer alkalischen Giftblase. Der zweigeteilte Stachel kann sich zueinander bewegen. Der Muskel des Stachelapparates bewegt nicht nur diese beiden Stachelhälften alternierend, sondern pumpt gleichzeitig auch das Gift aus der Sammelblase. Nach einem Stich in ein Säugetier (mit weicher Haut) reißt der ganze Giftapparat aus dem Hinterleib der Biene. Der Muskel arbeitet weiter und treibt mithilfe der Widerhaken an den Stachelhälften den Stachel immer tiefer in die Haut. Gleichzeitig pumpt er das Gift in den Körper des Opfers.

Die stechende Biene stirbt zwar danach, aber die Wirkung auf den Gestochenen ist maximiert. Die Biene lebt noch 18 bis 115 Stunden nach dem Stich.

Wenn Bienen andere Insekten (wie z. B. Wespen) stechen, können sie den Stachel aus dem Chitinpanzer des Gegners wieder herausziehen und kommen selbst unbeschadet davon. Dieser Effekt wird auch zum Sammeln von Bienengift genützt, dazu noch später.

[22] LD_{50} ist die Giftmenge, bei der 50 % der Betroffenen versterben (letal dosis 50 %).

ZUSAMMENSETZUNG DES BIENENGIFTS

Inhaltsstoffe des Bienengifts nach Dotimas, Hider (1987) und Skenderov, Ivanov (1983), zitiert aus Stefan Bodganov (2000) (Bodganov, Apitherapie, 2018):

Substanz	Menge in %
Proteine	
Phospholipase A	10–12
Hyaluronidase	1–3
Phosphatase, Glukosidase	1–2
Peptide	
Melittin	50–55
Secapin, MCD-Peptid	1,5–4
Tertiapamin, Apamin, Procamin	2–5
Adolapin	1
Andere kleine Peptide	13–15
Biogene Amine	
Histamin	0,5–2
Dopamin	0,2–1
Noradrenalin	0,1–0,5
Zucker (Glucose, Fructose)	2
Phospholipide	5
Aminosäuren	
Pheromone	4–8
Mineralstoffe	3–4

WIRKUNG DES BIENENGIFTS

Wirkung des Bienengifts zusammengestellt nach Dotimas, Hider (1987) und Skenderov, Ivanov (1983), zitiert aus Stefan Bodganov (2000) (Bodganov, Apitherapie, 2018):

Melittin

Dies ist ein biologisch aktives Peptid. Es ist der wichtigste Wirkstoff. Höhere Dosen lösen Entzündungen, Schmerz und Bronchospasmen aus, senken den Blutdruck und hemmen die Blutgerinnung, sind antibakteriell wirksam, immunsuppressorisch, strahlenschützend und wirken auf das Zentralnervensystem.

Kleine Dosen sind entzündungshemmend, haben eine ausgeprägte Zytotoxizität und Hämolyse.

Phospholipase A2

Hier handelt es sich um ein Enzym. Es zerstört Phospholipide und löst dadurch die Zellmembran der Blutkörperchen auf. Es senkt den Blutdruck und hemmt die Blutgerinnung. Es ist das stärkste Allergen und deshalb der schädlichste Bestandteil des Bienengifts.

Hyaluronidase

Dieses Enzym ermöglicht das weitere Eindringen des Giftes ins Gewebe, erweitert die Blutgefäße und erhöht ihre Durchlässigkeit, sodass es zu vermehrter Durchblutung kommt. Es ist ein wesentliches Allergen.

Apamin

Das biologisch aktive Peptid ist ein Nervengift. Es stimuliert die Freisetzung von körpereigenem Cortisol, wirkt entzündungshemmend, erhöht die Abwehrbereitschaft und ist ein Immunsuppressor. Es regt die Serotonin- und Dopaminbildung an und erzeugt Wohlbefinden.

MCD (mast cell degranulating)

Dieses Peptid wirkt ähnlich wie Apamin, setzt biogene Amine aus Mastzellen frei und verursacht Schmerzen.

Protease-Hemmer

Sie hemmen die Aktivität verschiedener Proteasen, wie Trypsin, Chymotrypsin, Plasmin, Thrombin u. a., es wirkt entzündungshemmend und blutstillend.

Adolapin

Es wirkt entzündungshemmend, antirheumatisch und schmerzlindernd.

Histamin

Es erweitert die Blutgefäße, erhöht die Durchlässigkeit der kleinsten Gefäße (Kapillaren) und wirkt allergen.

Die Wirkung von Bienengift in seiner Gesamtheit

Das Herz schlägt stärker, die Atmung wird vermindert, eine Verminderung der Wirkung von toxischen entzündungsauslösenden Substanzen tritt ein und es senkt den Cholesterinspiegel. Die therapeutische Breite ist viel größer als die der Einzelkomponenten.

ANWENDUNGEN MIT BIENENGIFT

Durch die Ankurbelung der Produktion des körpereigenen Cortisols wirkt Bienengift gegen alle entzündlichen Vorgänge im Körper. Die besondere Wirkung bei rheumatischen Erkrankungen wurde schon erwähnt.

Natürlich werden auch lokale Entzündungen, wie z. B. im Fall von Arthritis, eingedämmt. Einige Apitherapeuten verwenden Bienengift auch zur Behandlung von Narbengewebe. Dieses wird weicher und besser durchblutet.

Entzündungen an Sehnen und Gelenken (z. B. Fersensporn, Tennisarm, Gicht) gehen sehr rasch zurück.

Neuralgische Schmerzen, wie z. B. bei Ischias, werden gelindert.

Die vermehrte Serotoninausschüttung erzeugt ein Gefühl der Gelassenheit, Ruhe und Zufriedenheit. Eine zusätzliche Rolle spielt die Ausschüttung von Dopamin – des „Glückshormons“.

Nun widmen wir uns einigen Bienengiftwirkungen im Detail.

Bienengift und Cortisolausschüttung im circadianen Rhythmus

Eine interessante Arbeit[23] des ehemaligen Wiener Gerichtsmediziners Prof. Dr. Christian Reiter erklärt das Wechselspiel verschiedener Hormone im menschlichen Körper, das durch Bienenstiche ausgelöst wird.

Melittin und Apamin regen stark die Ausschüttung von körpereigenem Cortisol an. Dieses Hormon kommt im menschlichen Körper mit Schwankungen nach einem circadianen Rhythmus vor. Das heißt, es gibt einen Höhepunkt des Cortisolspiegels am Morgen, der ca. 8-mal so hoch ist wie der am Abend.

Der circadiane Rhythmus wird im Babyalter erlernt und rüstet den Menschen für tägliche Belastungs- und Ruhephasen aus.

Cortisol ist ein Stresshormon mit mannigfaltiger Wirkung. Sein Gegenspieler Melatonin sorgt für einen guten Schlaf.

Cortisol hingegen macht leistungsfähig, erhöht die Konzentration, wirkt sehr stark gegen Entzündungsprozesse (sowohl im frühen Stadium wie auch auf späte Entzündungsreaktionen und Langzeitwirkungen).

Ein dauerhaft erhöhter Cortisolspiegel erzeugt jedoch Schlafprobleme, Bluthochdruck, Herzerkrankungen und Übergewicht.

Daher ist es von großem Interesse, wie sich Bienenstiche bei Imkern auswirken.

[23] BIENENGIFT GEGEN ENTZÜNDUNGEN ein Beitrag zur Schaffung wissenschaftlicher Grundlagen für Apitherapeutische Behandlungskonzepte. Nachzulesen bei: https://www.apitherapie.at/images/documents/Endbericht_Studie_Bienenstich_Cortisol.pdf

Die Studie von Dr. Reiter hat ergeben, dass Imker einen höheren Cortisolspiegel am Morgen haben, der aber am Abend unter die Referenzgruppe der Nichtimker fällt. Das dürfte die Ursache dafür sein, dass Imker viel seltener an chronischen Entzündungskrankheiten, wie Rheuma und Arthrose, leiden.

Interessant an der Studie war auch, wie sich Bienenstiche kurzfristig auswirken. Ein Peak im Cortisolspiegel, der durch Bienenstiche verursacht wird, wird durch die Nebennierenrinde in der Art ausgeglichen, dass sie die Cortisolbildung kurzfristig ganz einstellt und dadurch auch ein abendlicher Cortisolspiegel entsteht, der unter den Normalwerten der Nichtimker liegt.

Kurz gesagt: Imker schlafen besser und sind gesünder, weil der circadiane Rhythmus stärker ausgeprägt ist. Das wirkt sich außerdem auch auf den Gemütszustand aus. Deshalb sind Imker auch glücklicher und zufriedener.

Bei Menschen, die unter Dauerstress und einem generell erhöhten Cortisolspiegel leiden, kann eine Bienengiftapplikation wieder zu einer Synchronisation des circadianen Rhythmus führen und somit eine sofortige und anhaltende Linderung dieser Symptome bewirken!

Bienengift und Akupunktur = Apipunktur

Eine interessante Anwendung von Bienengift ist in der Akupunktur zu finden. Traditionelle Behandlungen mit Bienengift werden oft durch Ansetzen von Bienen auf Akupunkturpunkten durchgeführt. Alternativ dazu wird manchmal auch Bienengift auf Akupunkturpunkte aufgebracht, das Bienen vorher entnommen worden ist. Bienen werden dabei mit einer speziellen Vorrichtung festgehalten, um sie dazu zu reizen, ihren Stachel auszufahren und Gift abzugeben. Dann wird das ausgetretene Bienengift äußerlich auf Akupunkturpunkte aufgetragen.

Diese Methode nennt man auch Apipunktur.

Eine weitere Methode besteht darin, Nadeln mit Bienengift an deren Spitze in Akupunkturpunkte zu setzen.

Die entzündungshemmende Wirkung der Bestandteile von Melittin, Adolapin und Apamin bewirken bei den Patienten Erleichterungen bei Beschwerden wie Bandscheibenerkrankungen, Skelettmuskelerkrankungen, Arthrose des Knies, Entzündungen des Schultergelenks, rheumatoider Arthritis.

Darüber hinaus werden positive Effekte beobachtet bei Neuropathien, Schlaganfällen und dem Parkinson-Syndrom. (Cherniack & Govorushko, 2018/November)

Bienengiftinjektionen und andere Formen der Verabreichung von Bienengift und deren therapeutische Wirkung

Die Studie des libanesischen Forschers Rim Wehbe zeigt die Anwendung von Bienengiftinjektionen mittels Spritze oder direkt durch Bienenstiche bei Krankheiten, wie amyotropher Lateralsklerose, Parkinson-Syndrom, Alzheimer, HIV und verschiedenen Krebsarten. (Wehbe et al., 2019 Aug)

Nada Oršolić von der Universität Zagreb beschreibt die Behandlung von Nieren-, Lungen-, Leber-, Prostata-, Blasen- und Brustkrebs sowie von Leukämie mit Bienengift. Es wurde die zytotoxische Wirkung von Melittin und Phospholipase2 zur Induktion des apoptotischen[24] Zelltots der Krebszellen erforscht. Dabei werden Hormonrezeptoren und gentechnische Methoden eingesetzt. (Oršolić , 2012 Jun)

Eine interessante Studie von chinesischen Forschern stellte fest, dass in der Provinz Hubei, in der die Stadt Wuhan liegt, Anfang des Jahres 2020 5.115 Imker und 121 weitere Patienten einer Apitherapieklinik keine Symptome von COVID-19 (durch den Erreger SARS CoV-2) entwickelten, obwohl die Pandemie dort besonders stark wütete. Sie vermuteten, dass die mehrfache Verabreichung von Bienengift einen Schutz gegen die Viruserkrankung bieten könnte. (Yang, HU, Xu, 2020 Jul)

Sie belegen ihre Beobachtungen auch mit Literaturverweisen von Studien aus dem Jahr 2010 über die Wirkung von Bienengift auf die T-Zellen der Immunabwehr gegen ein anderes SARS-CoV-2-Virus (Chen et al., 2010 Feb) und eine Studie über Bienengift-Immuntherapie (Caramalho et al., 2015 Oct).

Eine Studie von deutschen Forschern stellte allerdings fest, dass es in Deutschland sehr wohl auch bei Imkern Erkrankungen durch das SARS-CoV-2-Virus gegeben hatte und leider auch zwei Todesfälle. (Männle, Hübner, Münstedt, 2020 Nov)

In dieser Studie wurde eine sehr kleine Gruppe von nur 234 Imkern untersucht, obwohl es in Deutschland ca. 150.000 Imker gibt. Dabei fiel schon auf, dass Imker, die nur geringe oder mittlere Reaktionen auf Bienengift aufwiesen, auch mildere Krankheitsverläufe hatten. Das spiegelt sich wahrscheinlich auch darin wider, dass

[24] Unter **Apoptose** versteht man den kontrollierten, durch Genexpression gesteuerten „Selbstmord" der Zelle.

Imker, die stärkere Reaktionen auf Bienengift haben, üblicherweise auch mehr Schutzkleidung tragen und deshalb auch geringere Giftmengen abbekommen als die anderen beiden Gruppen.

Eine sehr humorvolle Erklärung der deutschen Forscher, warum Imker weniger oft an COVID-19 erkranken, beendet die Studie. Sie meinen: *„Es gibt jedoch einige Gründe, warum Imker möglicherweise niedrigere Infektionsraten hatten. Dies kann aus einer Studie über die Persönlichkeit eines Imkers geschlossen werden, die zeigte, dass Imker dazu neigen, Zeit allein mit sich und ihren Gedanken zu verbringen.“*

Sie sagen auch, dass aufgrund des hohen Durchschnittsalters der Imker von 57 Jahren viele nicht mehr im Erwerbsleben stehen und dadurch auch mit dem Virus nicht so sehr in Kontakt kommen.

Aufgrund des höheren Alters ist die Mehrheit der Imker den Risikogruppen zuzuordnen.

Jedenfalls möchte ich das Ergebnis dieser Studie insbesondere deshalb in Frage stellen, weil doch die Anzahl der Probanden von n = 234 nicht wirklich repräsentativ ist.

Außerdem geben die Autoren der Studie zu, dass ihre Literaturrecherche sehr wohl eine Wirkung von Bienengift gegen Viren zeigte, wie Influenza-A-Virus (PR8), Vesicular-Stomatitis-Virus (VSV), Respiratory-Syncytial-Virus (RSV), den Herpes-Simplex-Virus (HSV), und auch gegen die Replikation von unbehüllten Viren, wie Enterovirus-71 (EV-71) und das Coxsackie-Virus (H3). Viele dieser Viren erzeugen sehr schwere Krankheiten. Wenn Bienengift dagegen nachweislich wirkt, warum soll das bei COVID-19 anders sein?

Ein bedeutender Zweig der Bienengifttherapie ist in der Behandlung von Lyme-Borreliose zu finden. Diese Infektion entsteht durch das Bakterium *Borrelium burgdorferi* und wird üblicherweise durch Zeckenbisse oder Insektenstiche, wahrscheinlich sogar durch Stechmücken, übertragen. Man behandelt die Krankheit üblicherweise durch hohe Dosen von Antibiotika. Es fällt auf, dass es immer wieder Rückfälle und erschreckende Spätfolgen durch diese Infektionen gibt, und es ist unbekannt, warum diese auftreten.

Studien zeigen, dass Bienengift und im Besonderen der Bestandteil Mellitin eine Wirkung auf den Biofilm der resistenten Borrelien hat und so eine effiziente Bekämpfung möglich macht. (Socarras et al., 2017/November)

Diese Erkenntnisse sind in Wirklichkeit schon 20 Jahre alt und wurden schon in früheren in-vitro-Versuchen[25] festgestellt.

Das dürfte den deutschen Allgemeinmediziner Dr. Dietrich Klinghardt, der in Florida/USA lebt und dort viele Borreliose-Patienten mit Bienengift behandelt, inspiriert haben. Auf der 5. Apitherapietagung der ÖGA in Klosterneuburg (2014) erklärte er sehr eindrücklich die Anwendung von Bienengiftinjektionen an sich selbst. Er führte auf dieser Tagung aus, dass er schon tausende Patienten in Florida erfolgreich gegen Lyme-Borreliose behandelt hat. In den Everglades, den Sümpfen, die hinter der Küste liegen, gibt es eine massive Belastung durch mit Borrelien verseuchten Mosquitos.

[25] In vitro aus dem lat. übersetzt wörtlich: *im Glas*, sind Laborversuche, die nicht am lebenden Organismus (in vivo) durchgeführt werden.

Er zeigte auch, wie wichtig es ist, Bienengift nicht subkutan, sondern intrakutan[26] zu spritzen.

Die Szene der Ärzte in Österreich, die mit Bienengift arbeiten, ist zurzeit noch sehr klein. Hoffentlich interessieren sich bald mehr Mediziner für diese hochwirksamen Therapieformen.

Es wäre schade, wenn sich nur Alternativmediziner und Esoteriker mit einem so wertvollen Zweig der Medizin beschäftigen. Die Wiener Ärzteschaft belächelte Filip Terč, als er 1888 seine Erkenntnisse *„Über eine merkwürdige Beziehung des Bienenstiches zum Rheumatismus"* vortrug.

Leider sind wir im Jahr 2021 nicht viel weiter!

Die moderne Forschung zeigt ein breites Anwendungsgebiet der Bienengifttherapie, was durchaus nicht überrascht, da die komplexe Wirkung von Apitoxin gegen alle inflammatorischen Störungen (alle Entzündungen) im Körper wirkt.

[26] Dabei wird flach in die Haut gestochen und oberflächlicher als bei subkutanen Injektionen nicht in das Bindegewebe unter der Haut gespritzt. Auch die Biene sticht intrakutan.

SAMMELN VON BIENENGIFT

Das Sammeln von Bienengift hat in Österreich zurzeit noch keine Bedeutung. Vielleicht können die jüngsten Entwicklungen auch hier einen neuen Weg eröffnen und sich neue Marktchancen für Imker auftun.

Die Technik des Bienengiftsammelns durch Elektrostimulation wurde zum ersten Mal von Markovic und Mollnar (1954) beschrieben. Dabei werden am Flugloch Drähte gespannt, die mit einer pulsierenden Stromquelle versorgt werden. Unter den Drähten befindet sich eine dünne Kunststofffolie und darunter eine Glasplatte.

Durch den elektrischen Reiz angeregt, sticht die Biene durch die Folie und spritzt ihr Gift auf die darunter befindliche Glasplatte. Aus dieser Folie kann sie den Stachel wieder herausziehen und kommt damit selbst nicht zu Schaden. Pheromone im Gift alarmie-

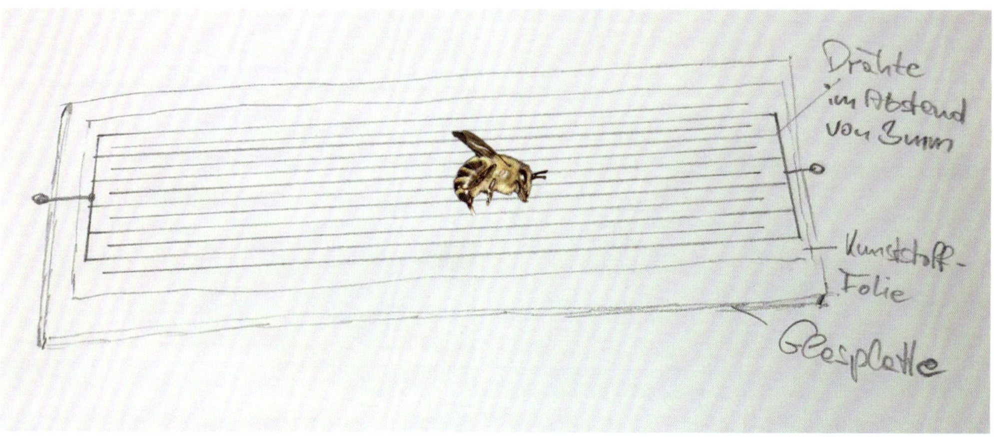

Prinzip der Giftsammeleinrichtung

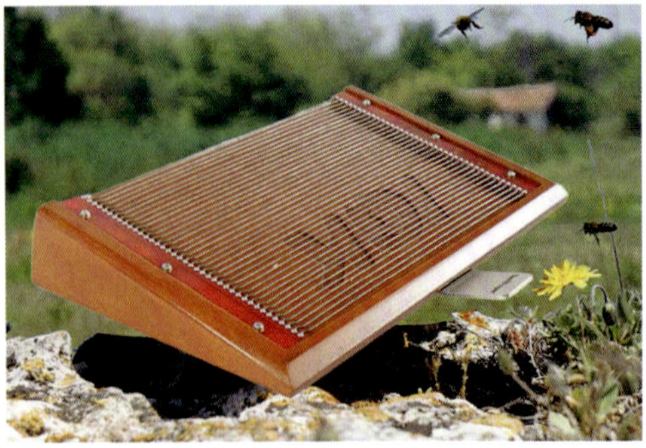

Bienengiftsammelgerät beeWhisper 6.0
(© beeWhisper)

ren auch andere Bienen, die genauso in die Kunststofffolie stechen. Auf diese Weise lassen sich in 20 bis 40 Minuten Giftmengen im Bereich von ca. 30 mg getrocknetem Bienengift ernten.

Bienengift kann tiefgefroren mehrere Jahre gelagert werden, ohne die Wirkung zu verlieren. Professionelle Einrichtungen zum Sammeln von Bienengift sind in der EU schwer zu bekommen.

Die bulgarische Firma IGK Electronics von Dr. Iliya Kanchev arbeitet schon seit den 1990er-Jahren an einem Gerät, das beindruckende Einfachheit erreicht hat. Unter dem Markennamen beeWhisper 6.0 wird das Gerät vertrieben. Zu finden bei www.beewhisper.com

Das Sammelgerät ist auf einem massiven Holzblock aufgebaut. Im Block integriert ist die Elektronik. Die Stromversorgung ist mit 2 AA-Batterien sichergestellt. Ein Schalter am Gerät startet die pulsierende Spannung. Das Gerät kann sehr einfach am Flugloch eingehängt werden.

Es ist beeindruckend, wie die Bienen auf das Gerät reagieren. Das Bild links zeigt das Sammelgerät unmittelbar nach dem Einhängen am Flugloch.

Das Bild rechts nach 3 Minuten. Wir wissen, dass im Bienengift ein Alarmpheromon enthalten ist, mit dem die Abwehrbereitschaft eines Volkes gesteigert wird. Natürlich wird das Flugloch von Bienen besonders verteidigt. Dort befinden sich viele aktive Wächterbienen. Im Bild links auf S. 91 sehen wir, wie die Bienen auf die Stromreize und das schon abgesonderte Gift ihrer Schwestern reagieren.

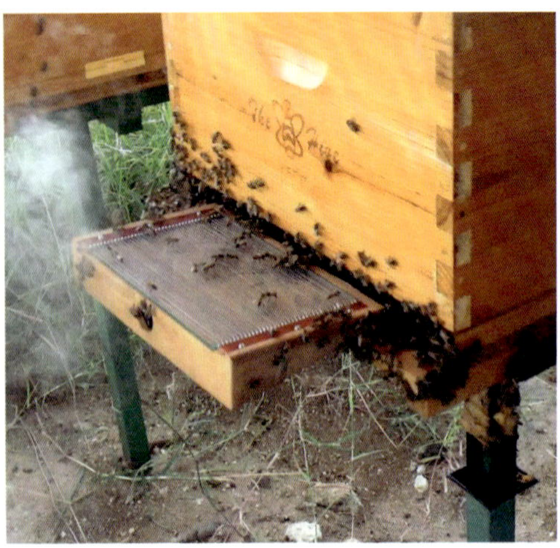

beeWhisper 6.0 unmittelbar nach der Montage am Flugloch (© beeWhisper)

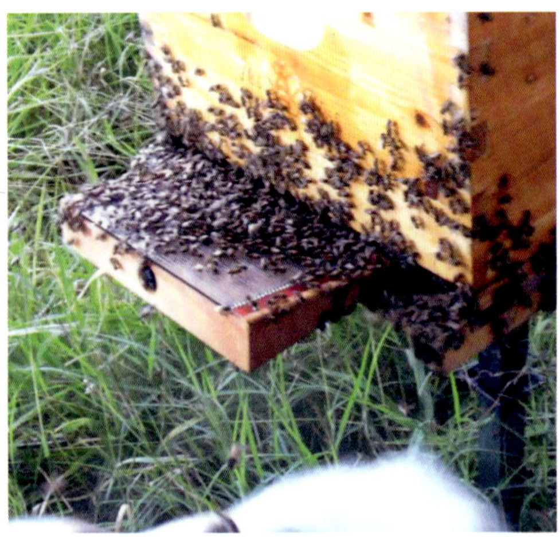

beeWhisper 6.0 3 Minuten nach dem Start
(© beeWhisper)

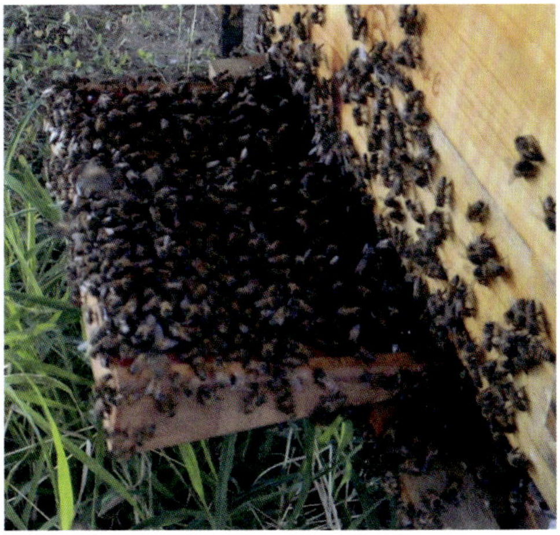

beeWhisper 6.0, nachdem 10 Minuten Gift gesammelt wurde (© beeWhisper)

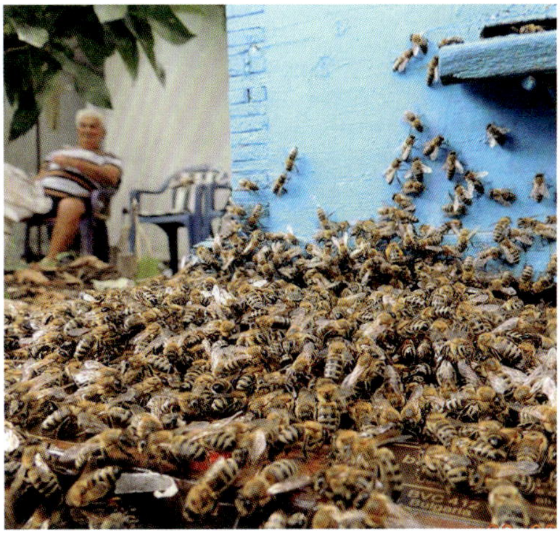

Giftsammeln erzeugt kein erhöhtes Aggressionspotenzial für das Umfeld (© beeWhipser)

Es wäre eigentlich anzunehmen, dass Bienenvölker durch diese Behandlung viel aggressiver werden. Offensichtlich wirkt aber die Alarmierung nur nahe der „Gefahrenquelle“ und erzeugt kein allgemein aggressiveres Verhalten. Das ist wunderbar dokumentiert durch das Bild rechts, wo sich 5 Meter neben einem Volk, bei dem gerade Gift gesammelt wird, ein Beobachter ohne Schutzkleidung befindet.

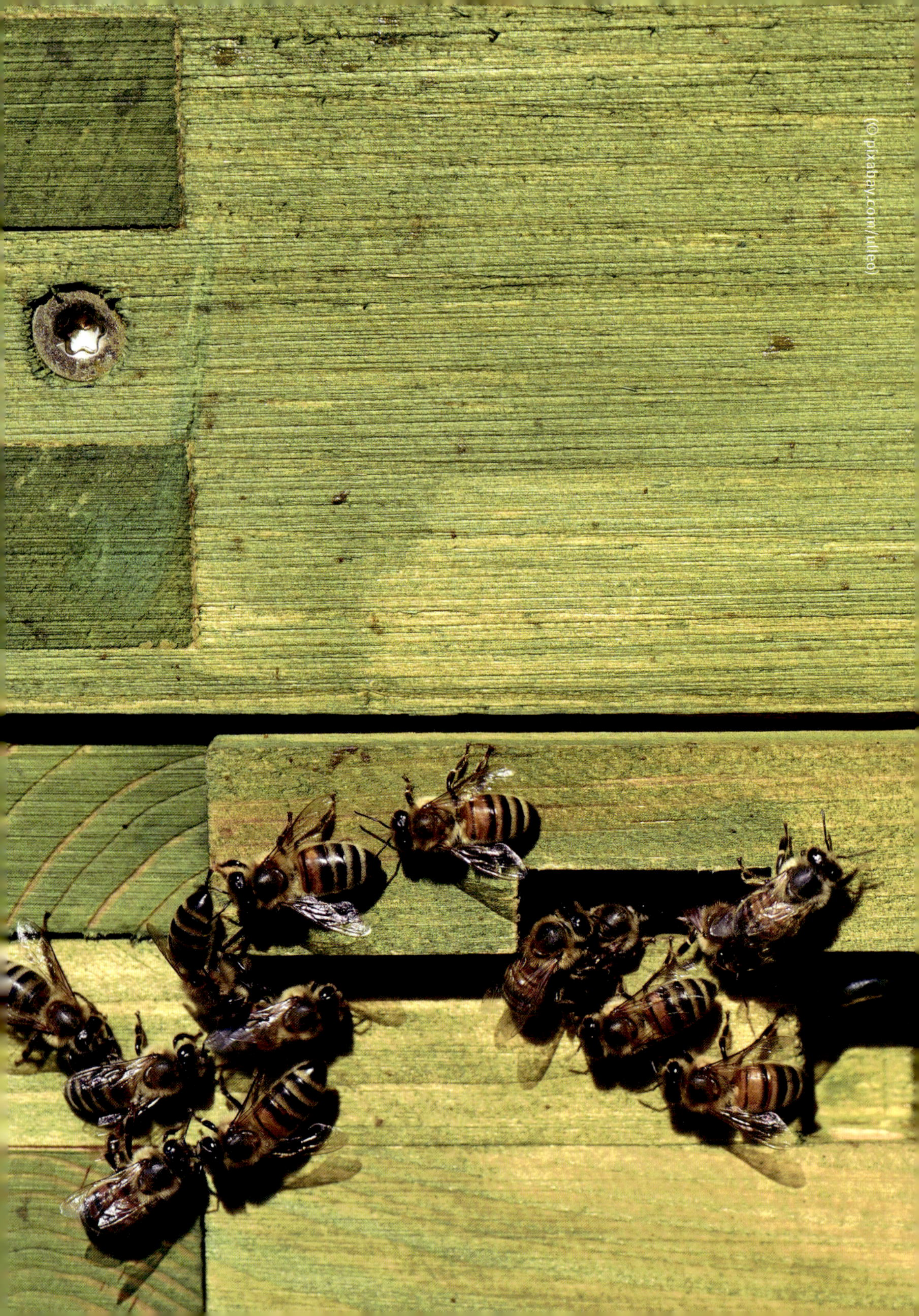
(© pixabay.com/ulleo)

BIENENLUFT

GESCHICHTE DER BIENENLUFTTHERAPIE

In Peilstein im oberen Mühlviertel, nahe an der bayerisch-tschechischen Grenze befindet sich die **Erlebnisimkerei Hüttner**. Im Jahre 1987, also vor über 30 Jahren, meinte der Sohn Heinrich jun., dass es im Bienenstock so gut duftet. Diesen besonderen Duft sollten alle Leute einmal erleben können. Außerdem erkannte Heinrich Hüttner sen. die positive Wirkung der Luft auf die Atemwege und die Lunge.

Das war die Geburtsstunde der Bienenlufttherapie in Österreich. Sie entwickelten eine Apparatur, mit der man gefahrlos aus dem Bienenstock die Luft atmen konnte, ohne mit Bienen in Kontakt zu kommen.

Menschen mit unterschiedlichen Beschwerden der Atemorgane kamen zur Familie Hüttner und machten mehrtägige Kuren bei den Bienenstöcken.

Das Konzept der Hüttners war zuerst abgestimmt auf Hinterbehandlerbeuten, wie sie früher im Westen Österreichs besonders in Bienenhütten zu finden waren. Dabei wurde aus dem Boden des Bienenstocks mittels eines Schlauches die Bienenluft vom Patienten selbst angesaugt.

Der deutsche Imkermeister **Hans Musch** behauptet gerne, die Bienenluftinhalation erfunden zu haben. Bei seinem **ApiAir**-Gerät wird die Stockluft von oben mit einem Ventilator abgesaugt und in eine Beatmungsmaske befördert. Die Luftmenge ist mit einem Potentiometer einstellbar.

Musch hat sicher Großes geleistet, wie die Entwicklung eines Systems zur Inhalation aus der Magazinbeute. Auch hat er sehr zur Verbreitung des Inhalationsgerätes in Deutschland und auch in Österreich beigetragen. Er hat sich Verdienste in der Erforschung der Wirkung der Bienenluft erworben, aber Erfinder ist dennoch die oberösterreichische Imkerfamilie Hüttner.

In Deutschland wird Bienenluftinhalation oft als Therapieform von Imkern angeboten, die eine Ausbildung zum Heilpraktiker haben.

Im September 2015 hat das Gesundheitsamt Jena auf Anraten der Thüringer Landesärztekammer einer Heilpraktikerin diese Behandlung wegen „Gefahr für Leib und Leben und Gesundheit“ mit einer empfindlichen Strafandrohung verboten.

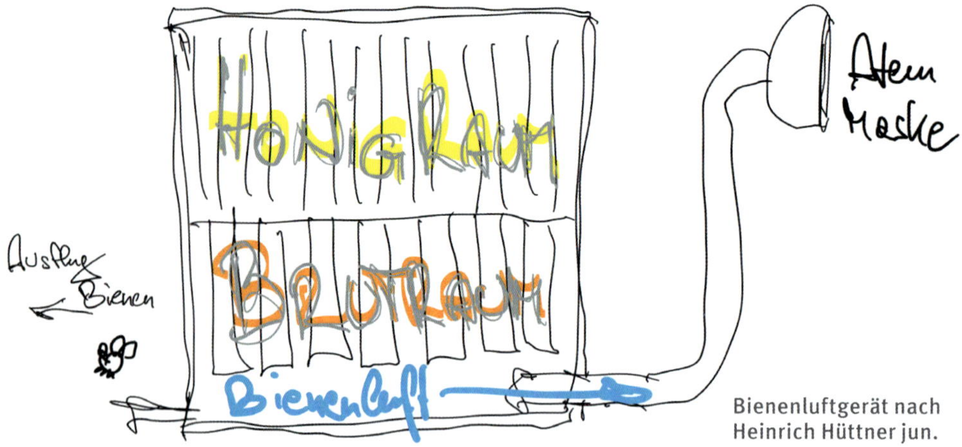

Bienenluftgerät nach Heinrich Hüttner jun.

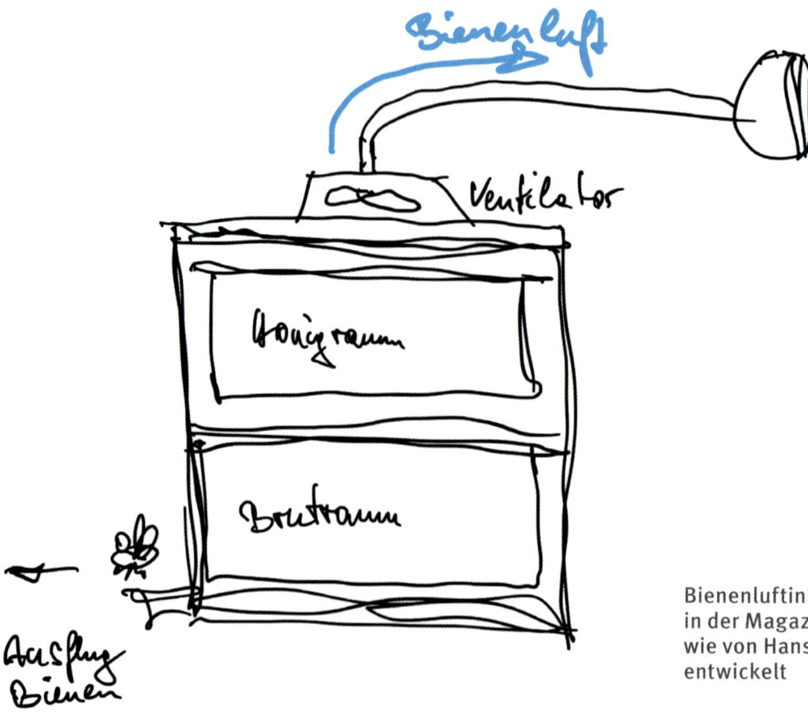

Bienenluftinhalation in der Magazinbeute, wie von Hans Musch entwickelt

Es hat über ein Jahr gedauert, bis im Oktober 2016 dieses behördliche Verbot wieder aufgehoben wurde. Eine große Unsicherheit verbleibt und viele Imker trauen sich nicht mehr, diese wohltuenden Behandlungen anzubieten.

Es ist traurig, wie vehement gegen diese wertvolle Behandlungsmethode angekämpft wird. Von ärztlicher Seite wird immer wieder attestiert, dass es keine klinischen Untersuchungen über die Wirkungsweise der Behandlungen gibt. Therapieerfolge seien nur Placeboeffekte, die Gefährdung der Patienten zu groß und positive Wirkungen vielleicht nur zufällig. Das könnte man übrigens bei jeder medizinischen Behandlung behaupten, da Experimente in der Medizin nicht wiederholbar sind.

Wenn Imkern Geschäftemacherei unterstellt wird, weil sie Menschen betreuen, die an ihren Bienenstöcken riechen, ist das wirklich nicht fair. Denn verglichen mit den Honoraren, die manche Ärzte sowohl für schulmedizinische als auch für alternative medizinische Behandlungen verlangen, sind die Tarife der Bienenluft-Anbieter wohl nichts anderes als eine Zeitabgeltung auf dem kollektivvertraglichen Niveau von Landarbeitern.

Hans Musch legt mittlerweile großen Wert darauf, seine Bienenluft-Inhalationen nicht als medizinische Behandlung, sondern als Wellness-Anwendung auszuloben.

Die Firma KaFi, die das ApiAir-Gerät von Musch vertreibt, führt es zwar unter der Bezeichnung Apitherapie (was eindeutig eine medizinische Anwendung ist), betont aber beharrlich, dass es als Wellness-Gerät vertrieben wird. Fakt ist, dass viele Menschen, die diese Inhalationen erlebt haben, Erleichterungen bei den unterschiedlichsten Beschwerden festgestellt haben und gern die Behandlung wiederholen.

Die meisten Anwendungen finden sich im Bereich von chronischen Erkrankungen, wie Asthma, COPD, Keuchhusten, Migräne und Depressionen.

Diese sind auch mit schulmedizinischen Methoden kaum heilbar. Wenn dabei Bienenluft eine Erleichterung schafft und Schmerzmittel oder Cortison dadurch weggelassen werden können, hat die Stocklufttherapie eine wertvolle Ergänzung zu konventionellen Behandlungsformen geliefert.

Jürgen Schmiedgen (Beecura) aus dem Sächsischen Erzgebirge lässt sich auch gern als Erfinder der Bienenlufttherapie bezeichnen. In letzter Zeit gibt er doch zu, die Bienenlufttherapie nur weiterentwickelt zu haben. Seine Errungenschaft ist es, auf eine medizinische Zulassung des Gerätes hinzuwirken. Verschiedene Ansätze dazu sind getan, der Durchbruch scheint aber noch nicht erzielt worden zu sein. Damit sollen die Widerstände der Ärzteschaft letztendlich überwunden werden, was zu einem großen Durchbruch der Bienenlufttherapie führen könnte.

Im Thermalbad Wiesenbad wurde eine Apitherapiestation von Schmiedgen eingerichtet, in der jeweils zwei Patienten Bienenluft atmen können.

In der Zwischenzeit gibt es unzählige Anbieter von Geräten, die für die Bienenluftinhalation verwendet werden. Adaptierungen, um medizinischen Anforderungen zu entsprechen, müssen wohl die Imker vornehmen. Es scheint mir aber wesentlich unkomplizierter zu sein, als es so mancher darstellen möchte.

So finden sich verschiedene Anbieter in Deutschland, für ApiAir die Firma KaFi: www.apiair-vertrieb.de; die Firma Kunesa hat ein anderes Produkt auf den Markt gebracht: www.kunesa-imkerei.com

In Slowenien wirbt die Firma **Medikoel** für Bienenluftinhalatoren: www.medikoel.com/apitherapie.html?id=67

Slowenische Imker arbeiten noch gern mit Hinterbehandlerbeuten in Bienenhäusern. Diese Beutensysteme schaffen sehr effizient einen bienenfreien Raum, in dem gefahrlos Bienenluft geatmet werden kann. Der Ventilator wird dabei auf die Tür des Bienenkastens montiert. Von dort wird die Bienenluft durch einen Vorfilter in den Atemschlauch geführt.

Der Ventilator arbeitet mit 12V und kann über ein Netzgerät oder von einer Autobatterie aus betrieben werden.

Die Einrichtung kann genauso an einer Magazinbeute angebracht werden. Bienenluftatmen funktioniert natürlich nur in einer Zeit, wenn die Völker eine gewisse Volksstärke aufweisen und am besten auch in Bruttätigkeit sind. Dann hat man die Temperatur von 36 °C des Brutnestes, viel offenen Honig, der für die „Bienenbabys" gebraucht wird, und all die anderen Stoffe im Stock, die die Bienenluft so gesund machen.

Zu dem Aspekt, dass beim Inhalieren von Bienenluft kein Kontakt zu Bienen stattfinden darf, möchte ich Folgendes anmerken:

Bienen können nicht eingesperrt werden. Von jedem Bienenstock, aus dem Bienenluft für Therapiezwecke entnommen wird, müssen Bienen aus- und einfliegen können. Man muss immer an fliegenden Bienen vorbei zur Therapiestation kommen. Wenn man diese Therapiestation in einem Bienenhaus hat, stehen auch die Stöcke in diesem Haus! Den Einflug der Stöcke so zu gestal-

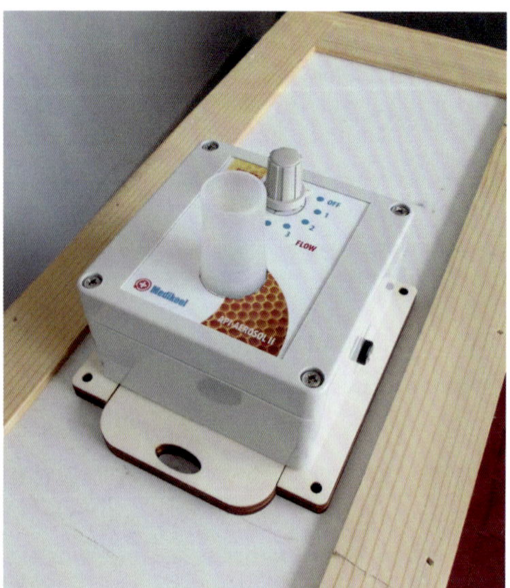

Bienenluftinhalation der Fa. Medikoel an einer Hinterbehandlerbeute (© Medikoel)

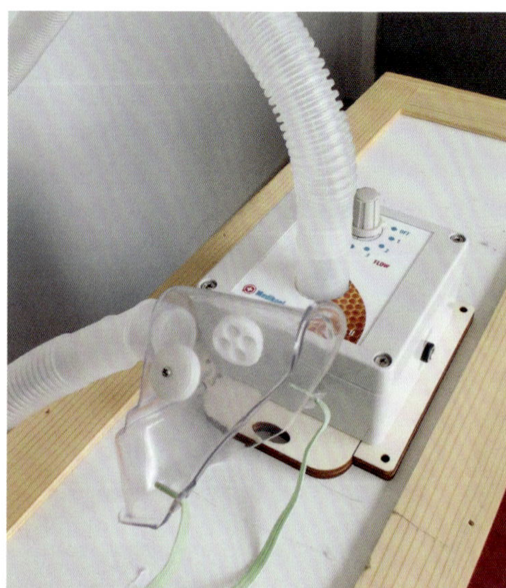

Der Bienenluftinhalator mit der Inhalationsmaske (© Medikoel)

ten, dass Bienen nicht ins Bienenhaus geraten können, ist eine Sache, die vielleicht realisierbar ist. Irgendwann aber muss man auch an den Bienenvölkern arbeiten. Das kann man nur im Bienenhaus machen und dann sind auch Bienen in diesem Haus. Es ist unmöglich, jede einzelne Biene, die im Bienenhaus aus den Stöcken kommt, wieder hinaus zu schaffen. Oft sind auch Magazinbeuten nicht so dicht verschließbar und Bienen können an anderen Stellen aus dem Stock herauskommen. Für eine Biene genügt ein Loch oder ein Schlitz mit 5 mm.

Wenn Bienenlufttherapie nur dann stattfinden kann, wenn es garantiert keinen Kontakt zu einer Biene gibt, dann kann es diese Therapieform gar nicht geben.

Eine medizinische Zulassung daran zu knüpfen, dass Patienten mit Sicherheit keinen Kontakt zu Bienen haben, ist eigentlich eine Augenauswischerei. Das ist nicht realisierbar.

Wie schon früher ausgeführt, sterben in Deutschland jedes Jahr doppelt so viele Menschen an Blitzschlägen und 300-mal so viele im Straßenverkehr wie an Insektengiftallergien. In Deutschland gibt es jährlich 30.000 bis 40.000 Bissverletzungen durch Hunde. Kein Mensch kommt dabei auf die Idee, deshalb diese Tiere zu verbieten.

Natürlich fordert es die Vernunft, mit den Risiken von Bienenstichen richtig umzugehen. Dazu gehört in erster Linie eine vernünftige Aufklärung der Patienten im Umgang mit Bienen und ein realistischer Notfallplan, wenn wirklich Unvorhergesehenes passiert. Unsere Bienen sind mittlerweile so sanftmütig geworden, dass viele Imker Projekte mit Kindern und Schulen durchführen.

In meinem Imkereibetrieb sind zwischenzeitlich schon über 1.000 Schüler bei den Bienenstöcken gewesen. Viele hatten ihre Freude daran, Drohnen anzugreifen und Honig direkt aus der Wabe zu schlecken. Nur zweimal ist es zu einem Bienenstich bei einem Kind gekommen. Eltern und Lehrer werden darüber aufgeklärt, dass so etwas passieren kann und dieses Risiko in Kauf genommen werden muss, wenn man dieses Naturerlebnis haben möchte.

Gefahren lauern in der Natur überall. Das ist so bei einem Wandertag oder der Begegnung mit Tieren in einem Streichelzoo, selbst mit Tieren, die zu Therapiezwecken verwendet werden, wie Pferde, Hunde, Katzen oder Kaninchen. Der Trend, jede Gefahr auszuschließen, führt zu einer Denaturierung des Menschen.

Wir können nicht Naturerlebnisse auf TV-Beiträge und Handy-Apps reduzieren.

Viele Imker haben sich mit Bienenluftapparaturen ausgerüstet, bieten Behandlungen aber sehr zögerlich an. Es ist zu hoffen, dass juristische Spitzfindigkeiten, Neiderei und Streitereien bald ein Ende haben werden und Bienenluftatmen dann flächendeckend von Imkern angeboten werden kann.

ANWENDUNG DER BIENENLUFT IN ANDEREN LÄNDERN

In osteuropäischen Ländern gibt es schon seit längerer Zeit eine sehr einfache Form der Bienenlufttherapie. Dabei werden in einer Bienenhütte in den Bienenbehausungen Öffnungen angebracht, aus denen die Luft des Bienenstockes in die Hütte gelangen kann. Darüber sind Pritschen angebracht, auf denen Patienten liegen können.

Die Bienenkisten haben dabei oft als Deckel schon die Auflage für die Liege des Patienten. In den Löchern zwischen Therapieraum und Bienen sind Gitter, um die Bienen in ihrer Behausung zu behalten. Manche Patienten liegen nur für eine Therapiestunde auf den Bienenvölkern, andere schlafen eine ganze Nacht in der Therapiestation.

Ähnlich wie in Österreich hat sich die Bienenlufttherapie in vielen Ländern etabliert. So finden wir Anbieter in der Slowakei, Slowenien, Ungarn, Rumänien, Litauen, der Ukraine und auch in Großbritannien und Kanada.

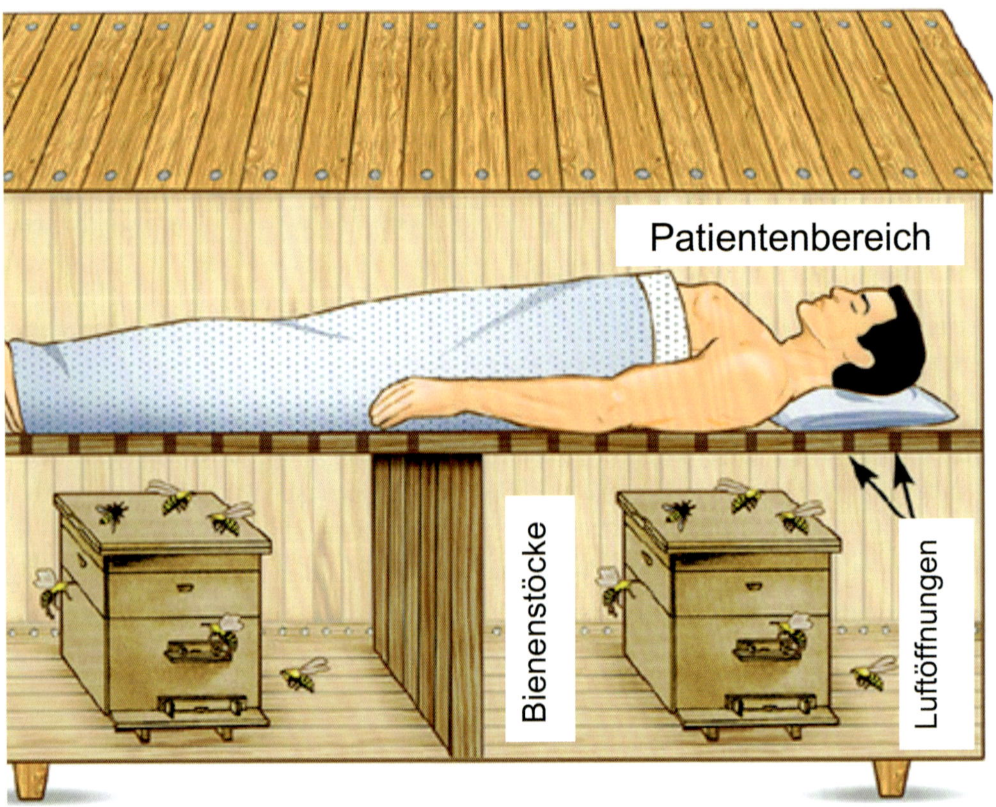

Bienenlufttherapie aus Osteuropa

WIRKUNG DER BIENENLUFT

Die Temperatur im Bienenstock während der Brutzeit beträgt 35 bis 37 °C. In der Zeit des Nektareintrags wird ständig durch Wasserverdunstung der Nektar eingedickt, bis er zum reifen Honig wird (mit max. 20 % Wassergehalt). Während dieser Honigreifung werden auch immer wieder Enzyme dem Nektar beigegeben. Aus diesen Gründen herrscht im Stock eine hohe Luftfeuchtigkeit. Die Temperatur und die Feuchtigkeit würden ideale Brutscheunen für Bakterien und Pilze erzeugen. Die Biene arbeitet dagegen mit Propolis an, welches sowohl antiviral, bakterizid wie auch antimykotisch wirkt.

Interessant ist dabei, dass Propolis nicht nur als Beschichtung aller Teile im Bienenstock dient (Beutenteile, Rähmchen, Waben ...), sondern auch in der Stockluft zu einem wesentlichen Teil vorhanden ist. Bienen einverleiben sich also auch Propolis und atmen es gleichsam aus.

Natürlich wird durch das Fächern der Bienen im Stock nicht nur die Temperatur geregelt, sondern auch Teilchen werden im Bienenstock verteilt (z. B. Pollen, aber auch Varroazide). Je nach Anzahl der Bienen, unterschiedlichem Nektarangebot, unterschiedlichem Propolis und wahrscheinlich noch verschiedener anderer Faktoren ist die Zusammensetzung der Luft im Stock immer wieder anders, ja nicht einmal über den Tag verteilt gleich. Der Duft jedes Stockes ist faszinierend und geht von süßlich bis feinherb und sogar bitter.

Die Wirkstoffe der anderen Bienenprodukte, wie Honig, Pollen, Propolis, Wachs und Bienengift, die sonst in fester oder flüssiger Form dargereicht werden, werden in der Bienenluft als gasförmige Inhalation zur Verfügung gestellt und dringen in Bereiche des Körpers vor, die mit den üblichen Bienenprodukten nicht erreicht werden können.

Aerosole, Terpene, ätherische Öle, Pheromone und viele andere Stoffe liegen in der höchsten Form der Bioverfügbarkeit vor und werden von Prof. Bengsch daher auch als lebendes Inhalat bezeichnet (Bengsch, Studie über das Potenzial der biomedizinischen Wirksamkeit von inhalierter Bienenluft, 2010).

In demselben Artikel schreibt Prof. Bengsch, es sind keine prinzipiell negativen Nebenwirkungen bekannt:

- Keine Nebeneffekte
- Keine Einschränkungen
- Keine Gewöhnungseffekte
- Kompatibilität mit allen anderen medizinischen Behandlungen oder Methoden

Er beschreibt positive Effekte bei Erkrankungen, wie

- Bronchitis
- Asthma
- Allergien
- Pseudokrupp
- COPD
- Infektanfälligkeit
- Immunschwäche
- Chronische Kopfschmerzen und Migräne
- Depressionen

Heilerfolge können dabei nicht nur durch ein subjektives positives Empfinden gesehen werden, sondern sie sind auch messbar durch:

- Ausbleiben von Krisen und akuten Infekten
- Lungenkapazitätsmessungen

- Isotopenmessungen der Atemluft
- Laborwerte, Blutbild

Zusammenfassend meint Prof. Bengsch: Respirationskrankheiten sind Volkskrankheiten. Bienenluftinhalationen bieten Heilmöglichkeiten, die sich durch universelle Wirkung auszeichnen, moderate Kosten verursachen und keine Nebenwirkungen zeigen.

Eine spannende Studie hat Prof. Karl Speer an der TU Dresden im Jahr 2018 begonnen, in der er die Zusammensetzung der Bienenstockluft untersucht, um herauszufinden, welche Wirkung sie auf den Menschen entwickeln kann.

RAHMENBEDINGUNGEN FÜR BIENENLUFTTHERAPIE

Eine biologische Betriebsweise ist für Völker, die zur Inhalation herangezogen werden, eine Mindestvoraussetzung.

Dabei ist nicht nur darauf zu achten, dass **Beutenteile** nur aus **Holz** sind, auch Anstriche dürfen keinerlei schädliche Substanzen enthalten. Auf Lacke ist daher unbedingt zu verzichten. Wenn man Öl-, Wachs- oder Firnisbeschichtungen verwendet, dürfen keine chemischen Lösungsmittel verwendet werden, um die Beschichtungen zu verarbeiten.

Das **Wachs** muss unbedingt rückstandsfrei sein, es dürfen aber auch keine Rückstände von Oxalsäure, Ameisensäure oder Thymol im Volk vorhanden sein. Daher ist auf die Sublimierung von Oxalsäure bei Therapievölkern zu verzichten oder die Beutenteile sind vor einer therapeutischen Verwendung entsprechend zu reinigen.

Thymol reichert sich im Wachs an und ist für die Varroabehandlung von Therapievölkern nicht geeignet.

Das Wabenmaterial soll möglichst nur aus dem gleichen Jahr stammen. Bebrütete Waben aus dem Vorjahr müssen unbedingt getauscht werden.

Alte Pollenbretter sollen aus den Völkern herausgenommen werden.

Alle Einrichtungen, die zur Inhalation verwendet werden, müssen akribisch sauber sein (Schläuche, Masken, Luftausleitung aus dem Volk).

Maske und Schlauch sollten nur für einen Patienten verwendet werden. Am besten ist es, wenn dieser sich selbst um die Reinigung der Teile kümmert. Es ist darauf zu achten, dass kein Schimmel im Schlauch entstehen kann.

Patienten sollten im Umgang mit Bienen instruiert sein und sie müssen auf alle Gefahren hingewiesen werden. Das ist auch für eine geschütztere Umgebung, wie sie eine Bienenhütte bietet, wichtig, da einfach in der Nähe von Bienen immer die Gefahr eines Stichs gegeben ist. Das kann durch intensive Parfüms, hektische Bewegungen oder durch die Witterung bedingt sein.

Die Wirkung der Inhalation sollte durch eine auf 10 Minuten verkürzte Behandlung getestet werden.

Völker, die zur Therapie herangezogen werden, sollen gesund und vital sein. Es ist von großem Vorteil, wenn sie ständig mit biotechnischen Methoden von Milben befreit werden und auf Varroabekämpfungsmittel völlig verzichtet worden ist.

Die meisten Anbieter von Inhalationen führen Behandlungen blockweise durch (oft eine ganze Woche zweimal täglich), weil diese Imkereien oft sehr abgelegen sind.

Meines Erachtens ist es jedoch besser, zwei bis drei Mal pro Woche eine Sitzung abzuhalten und das über einen Zeitraum von mindestens einem Monat, das sind ca. 10 Inhalationen.

Viele Anbieter lassen Patienten nur 20 bis 30 Minuten am Bienenstock atmen. Wenn Außentemperaturen und die Vitalität des Bienenvolkes passen, ist nichts dagegen einzuwenden, eine Behandlung auch auf eine Stunde auszudehnen. Zu den Stoffen aus dem Bienenvolk kommen dann noch ein Naturerlebnis und die Entschleunigung, sich einmal ganz auf sich selbst und seine Gesundheit (nicht Krankheit) zu konzentrieren. Der Duft aus dem Bienenstock und die kontemplative Stimmung sind Balsam für die Seele in unserer doch so hektischen Zeit.

BEISPIELE FÜR BIENENLUFTTHERAPIE

Die drei Damen kommen aus unterschiedlichen Gründen zur Therapie. Die ältere hat mit einer Lungenschwäche und Altersdepressionen zu kämpfen, ihre Tochter daneben mit einem asthmatischen Allergieproblem und die dritte Dame mit COPD.

Alle drei sind begeistert von der Wirkung der Bienenluft auf ihr spezielles Problem.

Ein 7 Jahre altes Mädchen hatte wegen Keuchhusten keine Nacht durchschlafen können.

Nach der ersten Sitzung von 25 Minuten schlief das Kind ohne Unterbrechung. Der Papa liest ihr während des Bienenluftatmens aus einem Kinderbuch vor. Das Mädchen genießt die Therapie.

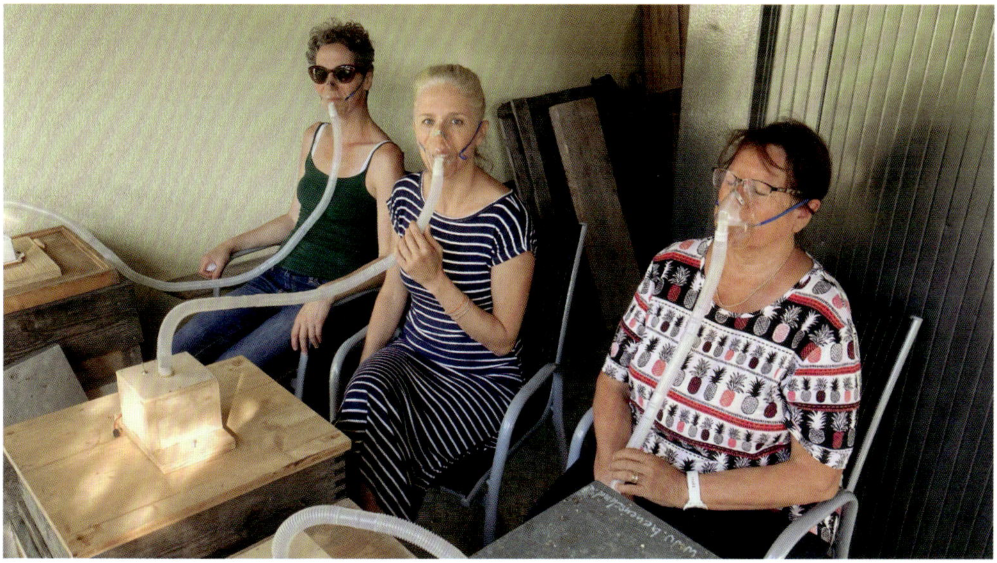

Lungenschwäche, asthmatische Allergie und COPD als Behandlungsindikatoren

Ein Bäcker mit Staublunge und COPD kam 6 Wochen lang zweimal pro Woche zum Bienenluftatmen.

Nach dieser Behandlung konnte man eine deutliche Verbesserung der Lungenfunktion feststellen, was sogar auf dem Röntgenbild nachweislich war.

Mehrere COPD-Patienten bestätigen die positiven Auswirkungen schon nach einer Behandlung.

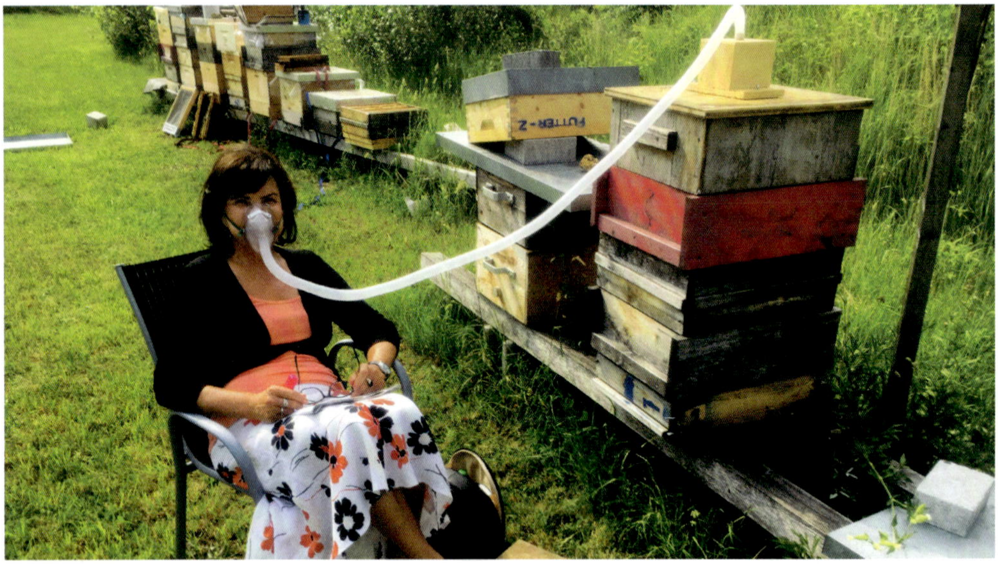

Dame mit COPD beim entspannten Bienenluftatmen

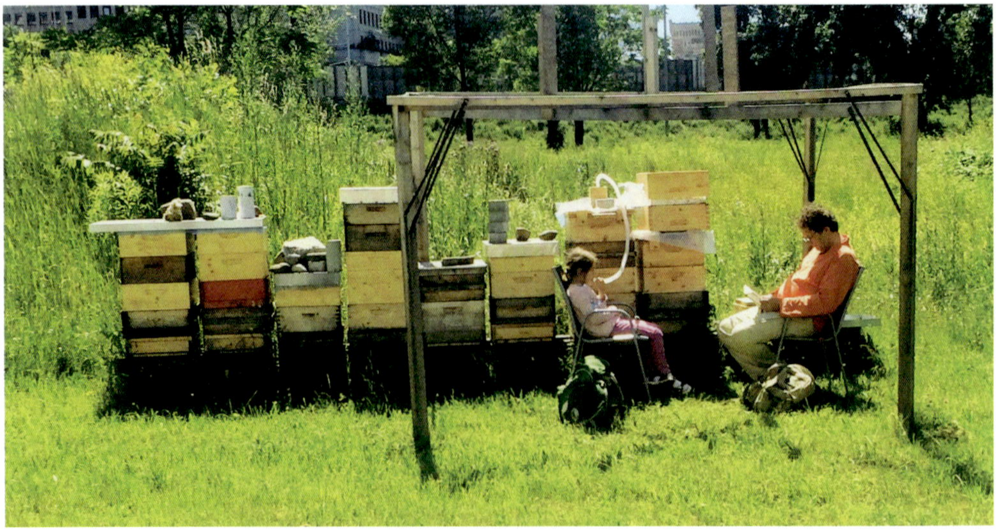

7-jähriges Kind mit Keuchhusten; der Papa liest während der Therapie aus einem Buch vor.

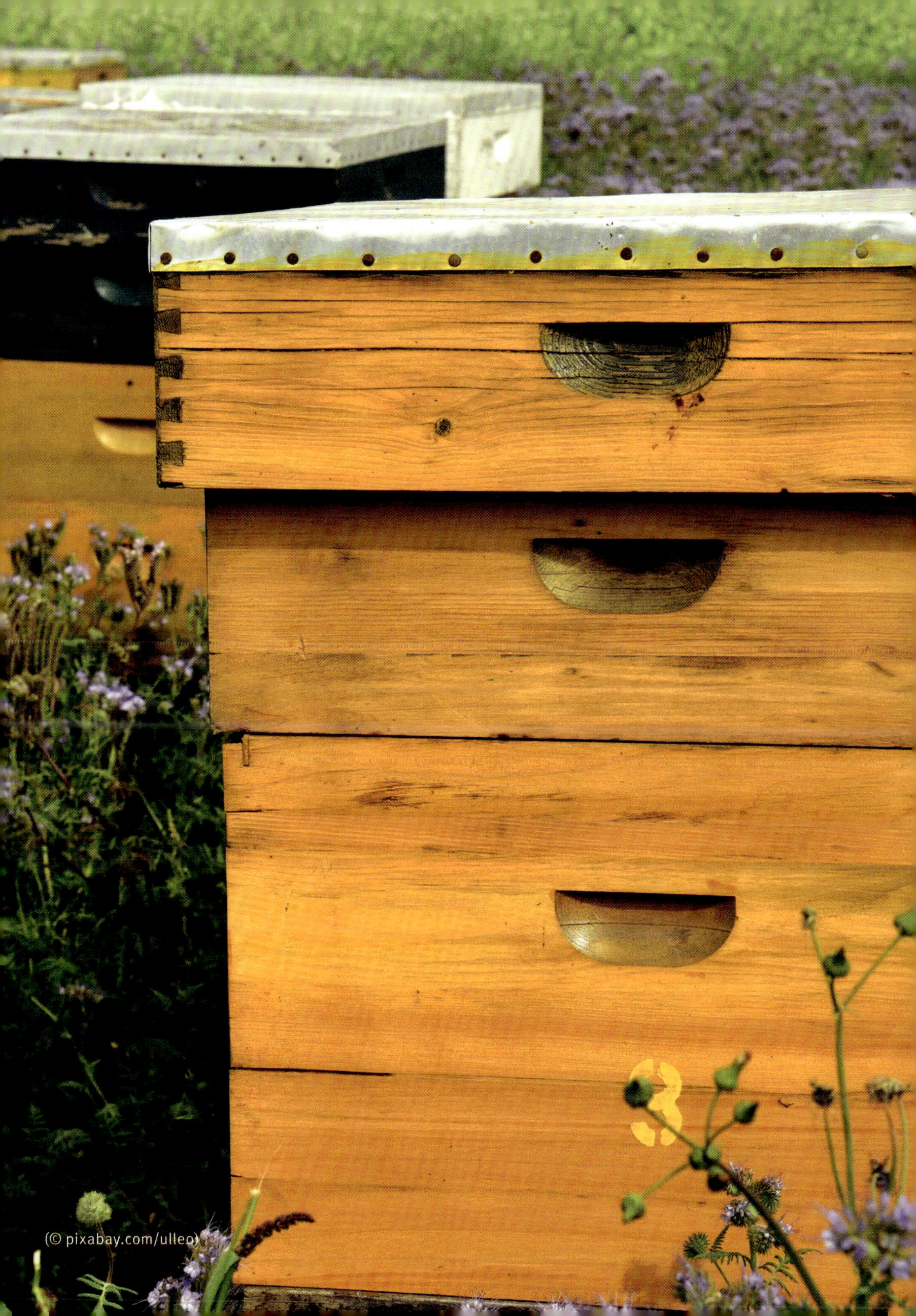

(© pixabay.com/ulleo)

ZUSAMMENFASSUNG

Das Thema Apitherapie begeistert mich seit vielen Jahren und es ist interessant, wie viele unterschiedliche Ansätze und Themen dieser Fragenkomplex umfasst. Es tun sich ständig neue Bereiche auf und das Wissen in den verschiedenen Bereichen wächst ständig.

Ich bin beim Verfassen dieses Werkes nicht angetreten, ein umfassendes Universallexikon oder eine Enzyklopädie über Apitherapie zusammenzustellen. Mein Ansatz war es, ein kleines Kompendium zu schaffen, das einen Überblick über mögliche Themenbereiche der Apitherapie gibt und auf populärwissenschaftlicher Ebene dem Leser einen praktischen Zugang bietet, um ihm den Wert verschiedener Bienenprodukte näherzubringen, die er selbst verwenden möchte.

Für Imker soll eine Basis geschaffen werden, über ihre Bienenprodukte zu reden. Kunden sollen diese nicht nur erklärt werden, sondern es sind auch Impulse zu schaffen, um neue Wege zu beschreiten und die Angebote zu erweitern.

Je mehr das tun, umso prosperierender wird sich das für einen Imkereibetrieb auswirken, der doch meist nur im Nebenerwerb betrieben wird. Es sollen aber auch die Anwender von Bienenprodukten einen gesteigerten Nutzen haben.

Dabei ist es schön zu beobachten, dass heute Jungimker mehr gemeinschaftlich denken und nicht eifersüchtig jedes Geheimnis bewachen und anderen ihre Erfolge neiden. Diese Entwicklung bringt uns langsam wirklich ins 21. Jahrhundert und in eine Zukunft, die Fortschritt und Umweltbewusstsein nicht mehr aufhalten wird.

In diesem Sinne wünsche ich mir ein breiteres Bewusstsein in der Bevölkerung und der Imkerschaft für die Schätze aus dem Bien und werde mich immer darum bemühen, meinen Teil dazu zu tun.

Das Schild über dem alten AKH in Wien, das Joseph II. anbringen ließ,
ist mein Herzenswunsch für die Apitherapie:

SALUTI ET SOLATIO AEGRORUM
(ZUM HEIL UND ZUM TROST DER KRANKEN)

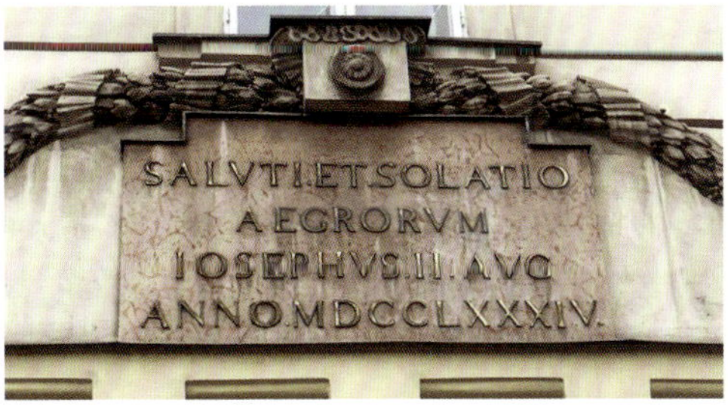

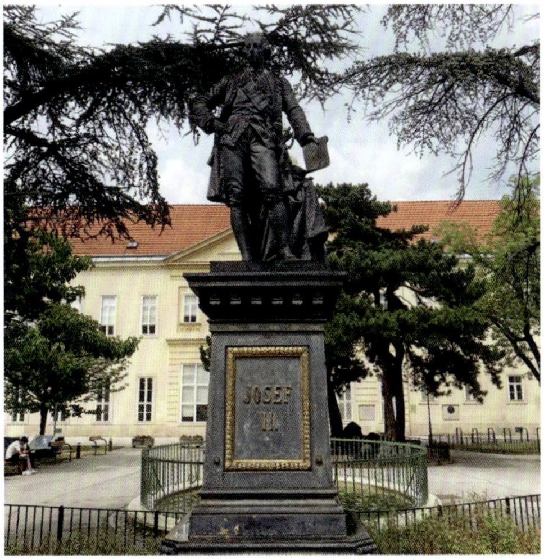

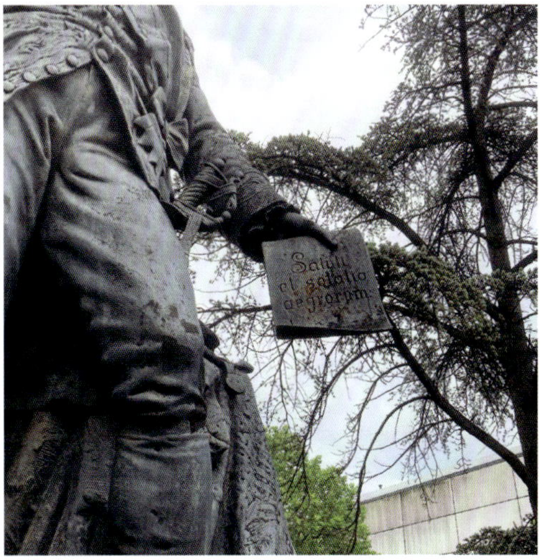

LITERATURVERZEICHNIS

Österreichische Akademie der Wissenschaften. (19. Jänner 2021). Von Filip Terč: http://www.biographien.ac.at/oebl/oebl_T/Terc_Filip_1844_1917.xml abgerufen (18. August 2018). Von Wikipedia: https://de.wikipedia.org/wiki/Honig#Heilmittel abgerufen (2. Jänner 2021). Von apitherapie.at: http://apitherapie.at/index.php/bienenprodukte-heilwirkung/bluetenpollen abgerufen

Abdualezez, M. K. (2008). Honey extracts have 'potent' anti-inflammatory, analgesic effect. Apitherapie News. Von Honey extracts have 'potent' anti-inflammatory, analgesic effect. abgerufen

Average daily microbial reduction using kontakt vaporizer of propolis. (Februar 1996). Biologi Italiani.

Bengsch, E. (Jänner 2010). Studie über das Potenzial der biomedizinischen Wirksamkeit von inhalierter Bienenluft. Deutsche Apitherapie Zeitung, S. 10, 11.

Bengsch, E. (Jänner 2010). Studie über das Potenzial der biomedizinischen Wirksamkeit von inhalierter Bienenluft. Deutsche Apitherapie-Zeitung (1), S. 10, 11.

Bodganov, S. (7. August 2018). Von Apitherapie: http://apitherapie.at/images/documents/Bogdanov_Bienengift.pdf abgerufen

Bodganov, S. (27. Juli 2018). Inhaltsstoffe von Propolis. Von Bee-Hexagon: http://de.bee-hexagon.net/propolis/ abgerufen
Bodganov, S. (31. Juli 2018). Sammeln von Propolis. Von Bee-Hexagon: www.bee-hexagon.net abgerufen

Bogdanov, S. (27. Juli 2018). Von Bee-Hexagon: http://de.bee-hexagon.net/propolis/ abgerufen

Caramalho, I., et al. (Oktober 2015). Bee venom enhances the differentiation of human regulatory T cells. Allergy.

Chen, J., et al. (Februar 2010). Cellular immune responses to severe acute respiratory syndrome coronavirus (SARS-CoV) infection in senescent BALB/c mice: CD4+ T cells are important in control of SARS-CoV infection. J Virol.

Cherniack, E. P., & Govorushko, S. (November 2018). To bee or not to bee: The potential efficacy and safety of bee venom acupuncture in humans. Toxicon, 154: S. 74–78.

Dustmann, J. H. (30. Juli 2018). Von bienenkuss.at: http://www.bienenkuss.at/Texte/Honig%20und%20karies.pdf abgerufen

Hauser, S. (Oktober 2011). Synthese und Zerfallsstudien von 5-Sulfoxymethylfurfural. Graz.

Jull AB, C. N. (18. August 2018). Von cochrane: https://www.cochrane.org/de/CD005083/honig-zur-ortlichen-behandlung-von-akuten-und-chronischen-wunden abgerufen

König, P. D. (Dezember 2008). Zum glykämischen Index von deutschen Honigsorten. Ernährungs Umschau, S. 720–725.

Kummer, J. (kein Datum). Glykämischer Index und Glykämische Last. Von jumk.de: http://www.jumk.de abgerufen

Lackner, D. G. (kein Datum).

Lackner, G. (2009). The bee, sentinel of environment – Apimonia 2009 Montepillier.

Lehermayr, K. (18. August 2018). Von Netdoctor: https://www.netdoktor.at/gesundheit/naturmedizin_alpenkraeuter/so-gesund-ist-honig-6860597 abgerufen

Männle, H., Hübner, J., & Münstedt, K. (November 2020). Beekeepers who tolerate bee stings are not protected against SARS-CoV-2 infections. Toxicon, S. 187–279.

Mandel, S. (2020). Bestäubungshandbuch für Gärtner, Landwirte und Imker. Wien: Eigenverlag.

Mavric, E. (2008). Identification and quantification of methylglyoxal as the dominant antibacterial constituent of Manuka *(Leptospermum scoparium)* honeys from New Zealand. Wiley Molecular Nutrition & Food Research, S. 483–489.

Moreno, J. R.-S. (2018). Verfälschung von Bienenwachs für die Honigproduktion mit Stearin und Paraffin. Erwerbsimkerfachtagung. Graz, Austria.

Nedoma, G. (2019). Das große Buch vom Oxymel – Medizin aus Honig und Essig. Vachendorf/Traunstein: Kampenwand.

Oršolić , N. (Juni 2012). Bee venom in cancer therapy. Cancer Metastasis Rev., S. 173–194.

Penner, V. (2. Jänner 2021). Blütenpollen und Fette. Von eatmovefeel.de: https://www.eatmovefeel.de/bluetenpollen/ abgerufen

Penner, V. (2. Jänner 2021). Blütenpollen und Proteine. Von eatmovefeel.de: https://www.eatmovefeel.de/bluetenpollen/ abgerufen

Protz, K. (2016). Moderne Wundversorgung. 8. Auflage. München: ELSEVIER.

Rechtsinformationssystem des Bundes. (1. Jänner 2021). Abgerufen am 21. Juli 2018 von Gesamte Rechtsvorschrift für Honigverordnung: https://www.ris.bka.gv.at/GeltendeFassung.wxe?Abfrage=Bundesnormen&Gesetzesnummer=20003174

Reisner, T. (31. 5 2018). Unterschiede zwischen MEDIHONEY und VIVAMEL Wundhonig in Bezug auf die antibakterielle Wirkung bei infizierten Wunden. Innsbruck, Tirol.

Socarras, K. M., et al. (November 2017). Antimicrobial Activity of Bee Venom and Melittin against Borrelia burgdorferi. Antibiotics.

Spiewok, S. (2018). Erwerbsimkerfachtagung. Der Wachsskandal. Graz, Austria.

Statista. (23. Dezember 2020). Statista. Von https://de.statista.com/statistik/daten/studie/287979/umfrage/pro-kopf-konsum-von-honig-in-oesterreich/ abgerufen

Statista. (23. Dezember 2020). Statista. Von https://de.statista.com/statistik/daten/studie/287859/umfrage/pro-kopf-konsum-von-zucker-in-oesterreich/ abgerufen

statistik.at. (2. August 2018). Von http://www.statistik.at/web_de/statistiken/menschen_und_gesellschaft/bevoelkerung/sterbetafeln/022521.html abgerufen

Truchado, P., Gil-Isquierdo, A., Tomas-Barberan, F., Allende, A. (2009). Inhibition by Chestnut Honey of N-Acyl-l-homoserine Lactones and Biofilm Formation in Erwinia carotovora, Yersinia enterocolitica, and Aeromonas hydrophila. Food Chemistry, S. 86–93.

Wehbe, R., et al. (August 2019). Bee Venom: Overview of Main Compounds and Bioactivities for Therapeutic Interests. Molecules.

Wikipedia. (18. Jänner 2021). Von Allergischer Reaktion bei Insektenstich: https://de.wikipedia.org/wiki/Insektenstich abgerufen

Yang, W., HU, F.-l., Xu, X.-f. (Juli 2020). Bee venom and SARS-CoV-2. Toxicon.

Aus unserem Programm

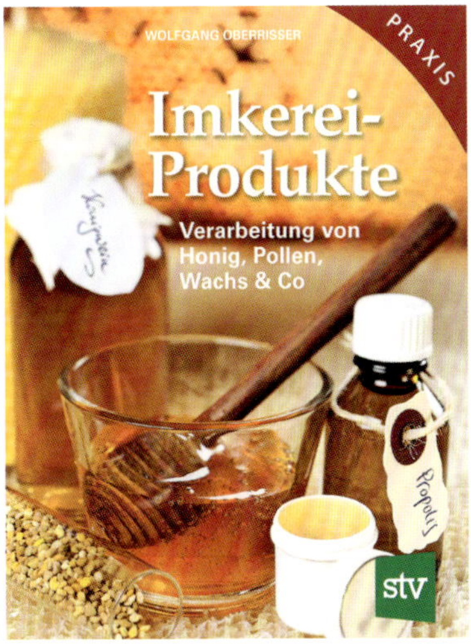

ISBN 978-3-7020-1431-5

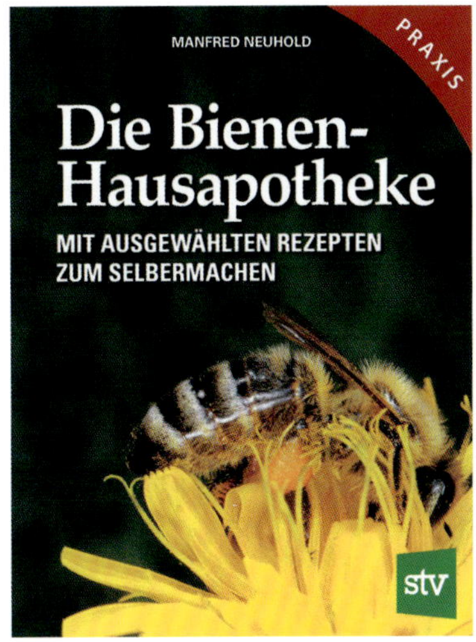

ISBN 978-3-7020-1132-1

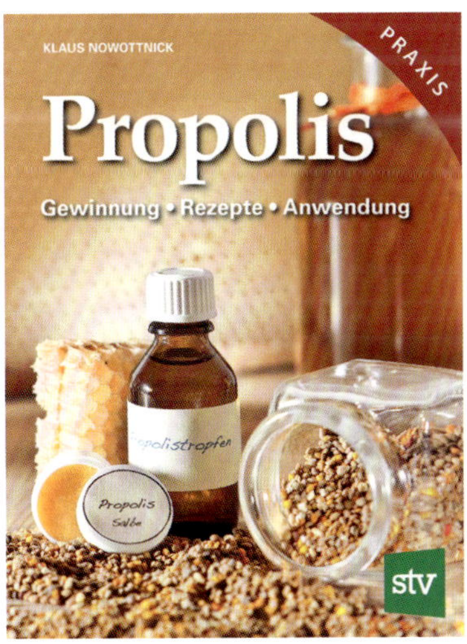

ISBN 978-3-7020-1285-4

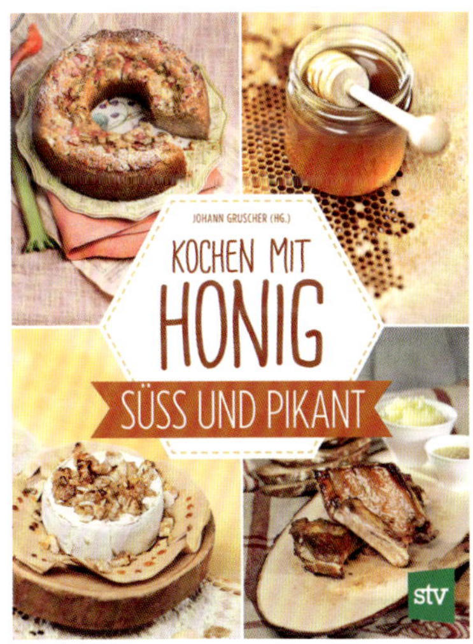

ISBN 978-3-7020-1749-1

Aus unserem Programm

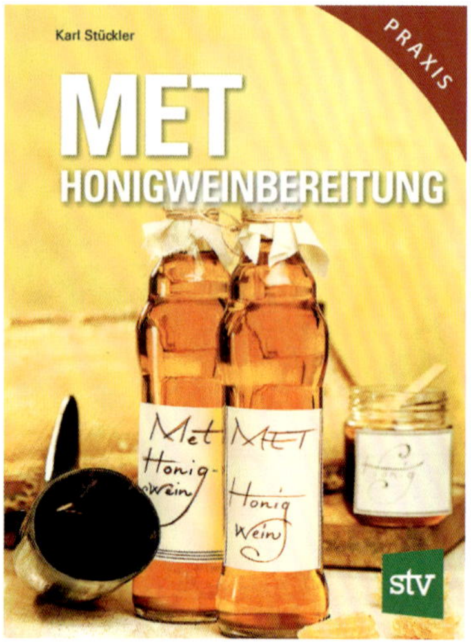

ISBN 978-3-7020-1301-1

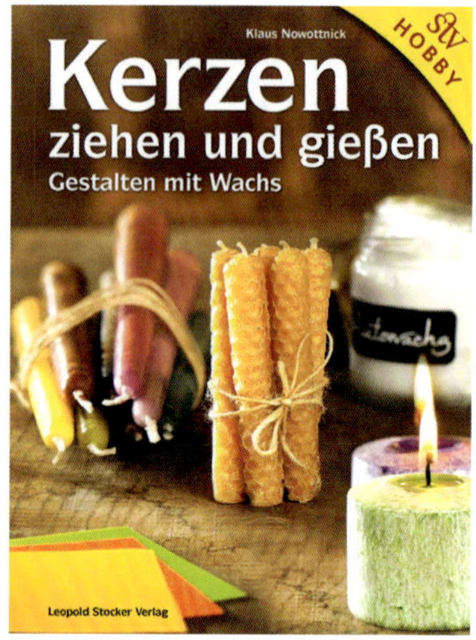

ISBN 978-3-7020-1370-7

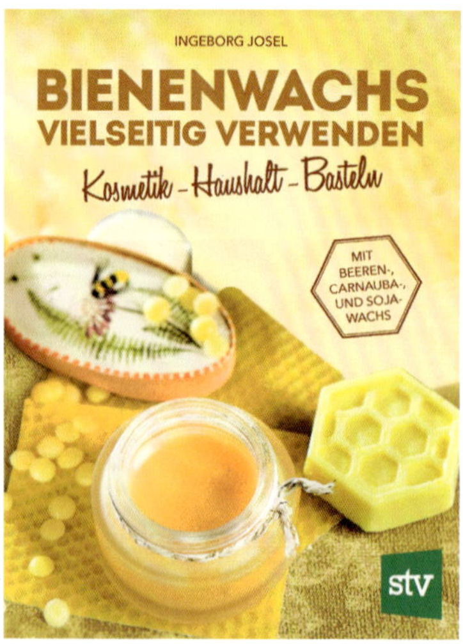

ISBN 978-3-7020-1718-7

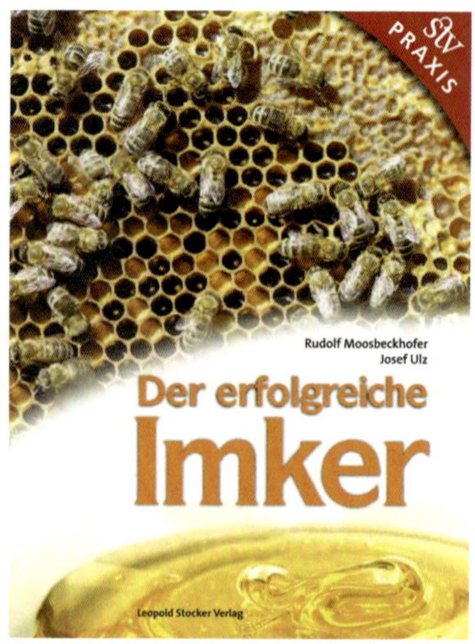

ISBN 978-3-7020-1349-3

Leopold Stocker Verlag

Graz – Stuttgart

www.stocker-verlag.com

Aus unserem Programm

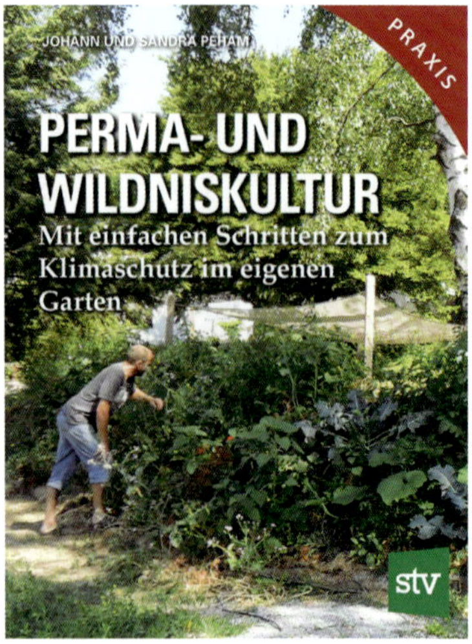

ISBN 978-3-7020-1872-6

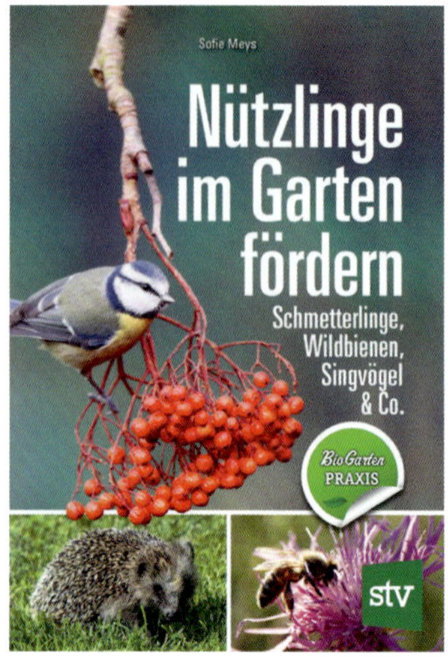

ISBN 978-3-7020-1929-7

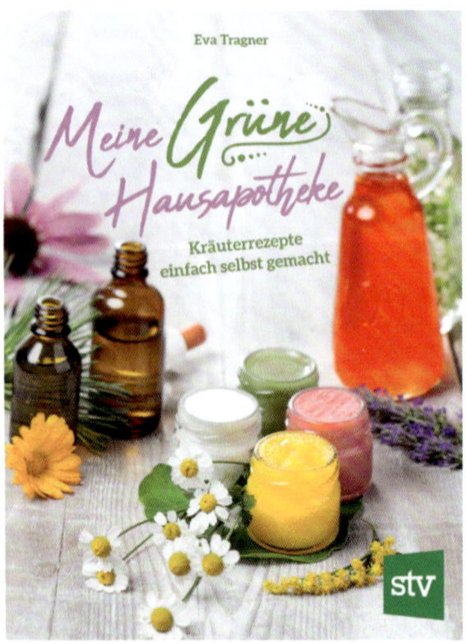

ISBN 978-3-7020-1787-3

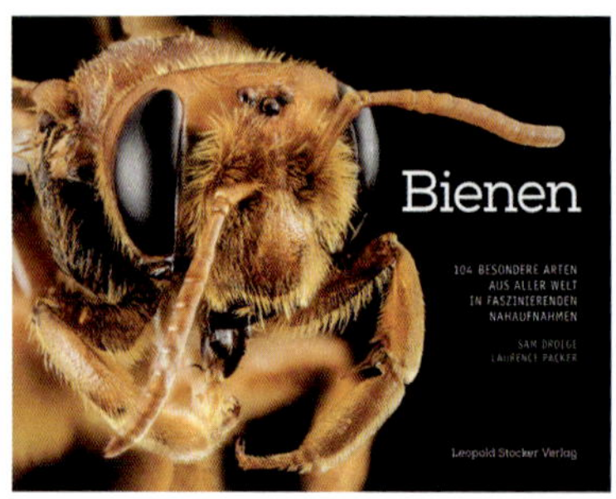

ISBN 978-3 7020-1589-3

Leopold Stocker Verlag

Graz – Stuttgart

www.stocker-verlag.com